「食事」

The meal
which
changes
your life

を知っているだけで

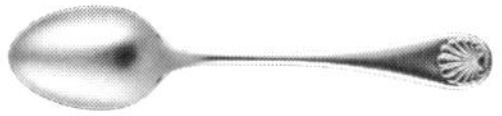

人生を大きく守れる

[予防医療コンサルタント]
Luvtelli Tokyo & New York.

細川モモ

ダイヤモンド社

「栄養を知っている」だけで、人生を大きく守れる

みなさんこんにちは。細川モモと申します。

私は「ラブテリトーキョー&ニューヨーク」という団体を主宰し、その活動で「まるのうち保健室」というものを、女性の食と健康をサポートするために三菱地所㈱とともに立ち上げました。

「まるのうち保健室」とは、女性を対象に、その人に合った生活、食生活の指導などを提供する場です。体重や骨密度、貧血の状態の測定などをし、参加した人の生活習慣、食習慣なども詳しく伺っています。これまで約２０００人の女性が参加しました。つまり私のもとには、現代女性たちの体の状態や生活習慣、食習慣の最新のデータがあります。

これまでこんなに健康な若い女性に特化してデータを解析し、ヒアリングしている団体はありませんでした。どうしてもこういうデータは、病人のものが中心にならざるをえないからです。

現代女性たちの体や栄養について調べる中で痛感したことがあります。それは「女性の体に合った知識」がおざなりにされているということ。

たとえば、一般的な健康診断では、メインの対称が男性のため、女性にとって必要な「貯蔵鉄（フェリチン）」や「甲状腺ホルモン」といった項目はすっぽり抜け落ちています。

また、世間に流布している情報も女性の体に合わないものがほとんどです。「野菜しか食べない」「カロリーで計算する」など、間違った情報が雑誌やテレビなどでも流れています。

それに加えて、「朝ごはんを食べない」「夜しか食べられない」などと、現代女性の忙しい生活パターンが拍車をかけています。食べる回数が少ないのに、間違った情報で食生活を続けてしまったら……。その結果は目に見えていますね。しかも、栄養不足なのに「体を動かすと元気になる」と信じて運動をして、体にダメージを与えてしまう人も。


当たり前のことなのですが、食べたものから体はできています。でも、間違った「女性ための」情報ばかりが出回って、本当に体のためになる食べ物のことを教えていません。

これまでの調査の結果、女性に起こる体のさまざまな不調は、主に栄養の少ない食事のせいだと確信を持っています。しかも、回数も量も少ない。簡単にいうと、現代の日本人女性は栄養不足になっているのです。戦争中の疎開児童よりも少ない栄養の人もざらにいます。

多くの不調は、栄養が足りないことから起こります。

女性の主な悩みに、疲れ、肩こり、冷え、むくみ、肌荒れ、頭痛、便秘、精神的アップダウンなどがありますが、実はこれらも栄養不足。

「女性にとって正しい食事を知っておくだけ」で、体は確実に変わっていくでしょう。食事は毎日のことですから、まさに、健康な体に向かって一直線です。大げさではなく、知っていることは人生を変えるのです。

食事をするときに、栄養のためにいちいち細かいことまで気にできない！　と思う方もいるかもしれません。確かにそうでしょう。そんな方のために、取り入れやすいように身近にできる方法をこの本でありったけ紹介しました。

食事は習慣ですので、変えるのは大変です。急いで全部やる必要はありません。また、この本を読むと「あれは食べるのダメだったっけ？」「この時間帯にこれしなきゃいけなかったっけ？」と面倒に思うこともあるかもしれません。しかし、その面倒に思うことすらも、自分の食事が変わってきているという大切な証しです。とにかくできそうなもの、気に入ったものから取り入れてみてください。体が変わるのはもちろん、食事が楽しくなると思います。

健康やダイエットを食事でコントロールするということは、「意志や頑張り」が必要だと思うかもしれません。現代の食事は、どうしても「カロリーを制限する」ことが主流ですから、そう思うのは無理のないことです。

しかし、本当の栄養のことを知り、「自分の体は、自分が食べたものからしかできないことを意識する食事」は、自分に優しいもの。正しい食事は「間違った食事をしているな」「私は健康に自信がない」という不安も解消してくれます。きっとみなさんは、大変に忙しく、毎日さまざまな挑戦をしているはずです。健康と体力さえあれば、これ以上にたくさんのしたいことができます。日々のパフォーマンスは、栄養によって支えられているのです。

食べるものや、食べることについて興味が出れば、「よく寝たいから豆乳を飲もう」「骨を強くしたいから、ヨーグルトは夕食後に食べよう」などと、食べることが楽しくなるはず。おいしいものを食べて、それが健康にもなるなんて、知らないと損！　です。

食べたものは「流れて」いきます。何日も栄養を保持することはできません。自分が無意識に選ぶものが体にいいものであるように、何がいいものかを知っておきましょう。

私は、6年間ミス・ユニバース・ジャパンのビューティーキャンプ講師も務め、また、「ラブテリ トーキョー&ニューヨーク」の主催者としても、たくさんの女性へのサポートを通じて、健康と美の調査を続けています。こうすることで、最新で生の情報を届けることが可能になるからです。

私たちの調査では、働く女性の約5人に1人が無月経になったことがあるという衝撃的な数字が出ていますが、無月経や生理痛にも、栄養不足が関係していました。さらに、今や6組に1組のカップルが悩んでいるという不妊症。これも栄養不足が原因のひとつだということが判明しつつあります。妊娠ができる体は「栄養」に満ちた体。今は予定がなくても、いつか産みたいと思っているなら、いつでも産める体にしておいて損はありません。

一方、世界一の美女を目指す女性たちの潤った肌、髪、むくみやたるみのないボディといった完璧なルックス、これらも栄養からつくられています。毎日の生活を、最高のコンディションで送れるかどうかも栄養状態にかかっています。

「女性のための」と言っていますが、基本的な考え方は男性も同じです。

「食の知識」があるかないかだけで、こんなに違う未来。ぜひこの本で、毎日健康で美しく、最高のパフォーマンスができ、明日への不安がない人生を、手に入れてください！

細川モモ

contents ［目次］

「栄養を知っている」だけで、人生を大きく守れる 002

introduction
すべての健康は栄養から

あなたは健康ですか？ 018
出産と更年期に耐えられる女性は少ない 022
健康と美しさを守るには、栄養の知識が何より大事 025
健康になりたいなら、「まず運動」は危ない 029
栄養は「溜める」 031
栄養は、流れてしまうもの 033
「不調」をなくしたいなら、まず栄養 036
あなたが40歳前かそうでないか 038
［レシピ1］ タンパク質、鉄、ビタミンB！ これひとつで栄養が完璧丼 040

chapter 01

胃、骨、筋肉をまずつくる

胃をつくるのは、タンパク質 042
食べることが、胃を鍛える 044
キャベツの千切りは食べる胃腸薬 047
胃の健康のためには「おなかが空く」を大切にする 048
胃は「ストレス」によっていちばん左右される 050
［コラム1］ 胃がめちゃくちゃ弱っている人はサプリメントを 053
［レシピ2］ 弱った胃でもタンパク質が吸収できる　あったか豆腐のおろし大根ぞえ 054
骨密度を保つには「立つ」 055
ヨーグルトは夕食に食べると眠っている間に骨に取り込まれやすくなる 058
骨を強くしたいなら、UVクリームを塗りすぎない 060
炭酸飲料や甘いものを食べると、カルシウムは一緒に流れてしまう 064
生理不順になると骨密度が低くなる 066
タンパク質を愛する 067
筋肉に必要なのは「カロリー」 070
カロリーをとらないと、筋肉量が少なくなる 072

ダイエットをすると、肝臓が弱くなって、中性脂肪が溜まる 077
筋肉は動かさないだけで、どんどん落ちる 079
健康のために自分の体脂肪率を知っておく 082
1日8500歩を目指す 084
筋肉は、「つける」ではなく「キープする」のがいちばん難しい 086
［レシピ3］ 良質なタンパク質に酸化を防ぐトマトもオン フライパンでチキンのトマト煮 088

chapter 02

便秘、貧血、睡眠、体内時計……！ 悩みを解決

便秘は、自分のタイプを知らないと解消しない 090
便秘に効くのは、野菜？ 海藻？ 094
たくさん食べなければ、たくさん出ない 097
無理に汗をかくデトックスは逆に体を弱める 100
日和見菌に善玉菌として働いてもらうのが便秘解消のカギ 102
漬物を「お米」と一緒に食べるのが便秘に効く 104
いつも違うものを食べようと心がけることでも、便秘はよくなる 107

オリーブオイルをスプーン一杯でつるんと出る 109
寝ている間が「空腹」だと便秘にいい 110
［レシピ４］ 不溶性の食物繊維！ ごぼうとエリンギのきんぴら 112
［レシピ５］ 食物繊維とタンパク質が豊富 豆とおからのポテサラ風 113
「アイスクリーム」が食べたくなる人は貧血を疑おう 114
「貯蔵鉄（フェリチン）」の存在を知っておく 117
最高のパフォーマンスのためには、牛肉 120
長生きしたいなら「動物からのタンパク質」 122
食後30分以内にコーヒーを飲むと、植物性の鉄分は台なしに 123
寝起きがすっきりしないのは、貧血のせい 125
貧血もおなかが空かない原因になる 127
［コラム２］ 将来、赤ちゃんが欲しい人は、賢く鉄分をとっておく 129
［レシピ６］ 鉄分がチャージできて骨にもいい 牛肉と小松菜の塩炒め 132
子宮の病気を予防するには、ビタミンD 133
日本人の特権、わかめが甲状腺を守る 135
ビタミンB群がないから、疲れる 137
肩、腰、目には「貝類」 139

腰の痛みは、野菜ばかり食べているから 141
テカリ肌の人はビタミンB群が不足している 143
特にビタミンB群をきちんととれるかは、「胃」の健康にかかっている 146
お菓子やお酒が体を疲れさせるのは「エンプティカロリー」だから 148
豚肉はねぎやにんにくと一緒に食べると長時間栄養が体に残る 151
［レシピ7］ 肩、腰、目の痛みに あさりのチャウダー 154
「朝ごはん」を食べると人生が変わる 155
体内時計を整えないと健康にはならない 158
朝ごはんに「タンパク質を食べる」と人生の質が高くなる 161
朝ごはんに魚を食べると、不規則な生活がリセットされる 164
［レシピ8］ 朝の体内時計を整える 鮭フレークのオープンオムレツ 166
夜中のひき肉を避けると胃もたれ対策になる 167
朝ごはんをしっかり食べると、冷えも減る 169
冷え性をなくすのは筋肉 171
《足の筋肉のつけ方》 172
体温が上がると基礎代謝も上がって健康的に痩せる 174
冷えで老廃物を固めないために、お風呂に入る 175

ちょっと鰹節や、ちょっとしらすでＤＨＡをとると、「老化の原因」体の炎症が抑えられる　178
老化するのは、「体が焦げる」から　180
「野菜」「タンパク質」「お米」の順に食べると老けない　183
「3時のおやつ」を食べると、老化防止になる　185
「大豆製品」で体が焦げにくくなる　186
これからの女性に多い病気「糖尿病」にならないためには、深夜に食事をしない　188
［コラム3］「調整」と「無調整」ってどう違うの？　192
よく眠れない人は毎朝、さんさんとした朝日を浴びてみる　193
しっかり眠れると、体の酸化も防げる　196
腸内環境をよくすると、睡眠もよくなる　198
人の眠りを決めるのは「光」　199
よく眠りたいなら、ホット豆乳を飲む　201
眠りを「隠れカフェイン」が邪魔している場合もある　203
「何もしてないのに太った」人の原因は睡眠不足かもしれない　205
すっきり目覚めたい人は、夕食に梅干し　207

［レシピ9］　よく眠れる　まぐろステーキ　208
朝日をたっぷり浴びると、幸福生活が送れる　209
ガムを噛むだけで、セロトニンは出る　211
質のいい睡眠をとれば、寝ているだけでダイエットに　213
甘いものは、15時に食べるといちばん脂肪になりにくい　214
16時から20時までは、塩気のあるものを食べてもOK　216
とにかく納豆を食べる　218
食材なのに、サプリメント的存在の「牡蠣」　220
「たるまない」肌になる魔法の方法　222
数字を知れば、自分の健康が分かる　225
もっともモテるBMIは、20　227
お米は最高のお肌をつくる　232
美女オーラは筋肉から出る　235
今すぐ子どもが欲しい、または将来子どもが欲しいなら、BMIを20以上にしておく　237
体重が増えたら、美しい身体をつくるチャンス　240

chapter 03

毎日の栄養が無理なくとれる食事のルール

スーパーに行けば行くほど健康になる 244
外食では、「タンパク質」と「小鉢」をつけること 249
切り干し大根を入れるとカルシウムアップ 251
カラフルなものを食べると、酸化が防止できる 254
料理しなくても「ふりかけるだけ」で栄養がオンできる 256
タンパク質を必ずオンする 258
おやつを買うなら、ヨーグルトと海藻スナック 260
［レシピ10］ ストック食材でおいしい 缶詰を使った鯖味噌豆腐グラタン 264
［レシピ11］ 便秘解消にも！ 根菜ときのこの食べる味噌汁 265
［コラム4］ サプリメントを賢く使う 266

introduction

［ 序章 ］

すべての健康は栄養から

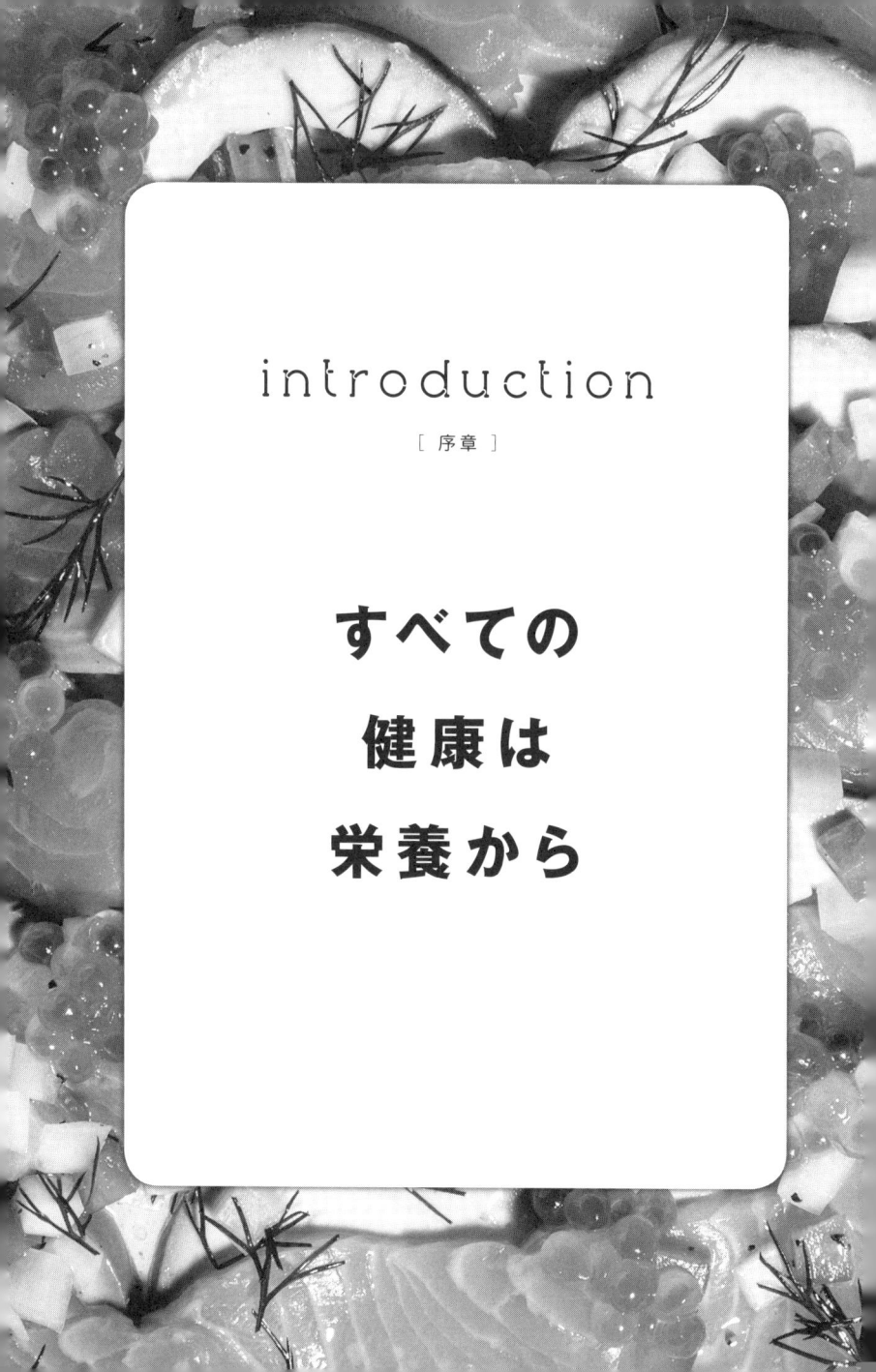

あなたは健康ですか？

みなさんは、今の自分の体をどう考えていますか？

「歳を重ねるほど、無理すると体がつらくて、以前よりふんばりがきかなくなった」

「肩こりとか、生理痛とか、多少不調はあるけど、極端に病気だということもない」

などといった声が聞こえてきそうです。

私が「まるのうち保健室」でよく聞くのが、こういった、病院に行くほどじゃないんだけど……という声。確かに、たとえ病院に行っても、具体的な解決方法は教えてくれないでしょう。こういう声の背景にあるのが、「歳とともに、体調が悪くなっている。でも、どうすればいいのか分からない」といった不安です。
そして、その不安は正しいのです。
私たちが調べた、女性が悩んでいる不調のランキングは以下の通りです。

1位 肩こり
2位 冷え性
3位 むくみ
4位 疲れがとれない
5位 肌荒れ
6位 腰痛
6位 精神的アップダウン
6位 便秘
9位 頭痛
10位 風邪を引きやすい
11位 不眠

みなさんも、該当するものがいくつかあったのではないでしょうか？
不調に関する質問と同時に「自分を健康だと思いますか？」という質問もしました。
その答えは、

1位　まあ健康である　66％
2位　健康である　17％
3位　あまり健康でない　15％
4位　健康でない　2％

でした。多くの人がさきほどの不調を挙げ、また栄養も不足しているけれど、自分を「健康だと思って」います。このときの私たちの調べでは、痩せすぎが肥満より圧倒的に多かったのですが、それでも、自分を「健康」だというカテゴリに入れています。

つまり、日々不調はあり、痩せすぎや睡眠不足、運動不足ではあったとしても、大きな病気などをしておらず、会社などの健康診断で「異常がない」、あるいは多少異常があっても経過観察中などであれば「健康」だと認識していることが分かりました。

しかしこれで、本当に自信を持って「私は健康です！」と言えるでしょうか？

最近、「ウェルネス」という言葉を耳にすることが多い方もいるかと思いますが、これは、さきほどのような「体に異常がない状態」から一歩進んで、「心身ともに元気である」ことを言います。また、これよりもなお健康であることを「オプティマルヘルス」と言います。

病気にもステージがありますが、健康にもステージがあります。「病気ではないけど元気でもない」という人たちは、いちばん下のステージにいるということです。

せっかくなので、ぜひ、「心身ともに健康」という健康の上のステージにいられるようになりましょう。まず、食事を知ることからこれは可能になります。

出産と更年期に耐えられる女性は少ない

日々の不調は、本当に「健康」のうちでしょうか？　冒頭でも書いたように、不調は、「栄養不足」が慢性化しているから生じます。そして、これは「通常は健康だけど、たまに体調を崩す」というのではなく、確実に体が弱っているからです。

たとえば、高齢出産をした35歳以上の女性に、今、腰の骨折が増えています。妊娠、出産、授乳で体からどんどんカルシウムが奪われて、「痩せ」や栄養不足で元々低かった骨密度がガーンと低下するからです。

「出産なんてまだ先」「私、高齢出産じゃないから大丈夫」「出産してないから大丈夫」という方もいるかもしれません。

しかし、どんな女性でも必ずやってくる更年期には、確実に骨のダメージが目に見える形であらわれます。ちょっとつまずいただけで骨折したり、歯がボロボロになったりというケースもあります。

同様に、不妊症も女性に必要な栄養が足りていなかったことが要因になりますし、糖尿病も、太っているかどうかに関係なく、近い将来多くの女性たちがかかると予想されています。

特に、
・朝ごはんを食べない
・お菓子をよく食べる
・長時間働く（デスクワークなどで体を動かす量が少ない）
・睡眠時間が短い
・お酒をよく飲む

これらに該当する人は、出産と更年期に耐えられる人は多くないでしょう。

これに対抗するには、「栄養」が必要不可欠です。

今流行のものに「炭水化物抜きダイエット」があります。「美容と健康のために」と女性の間ではやっているプチ断食や、ジュースクレンズもありますね。少し前には、りんごしか食べないというものもありました。「朝ごはんを食べない」という健康法もありますね。したことがある人、したことがなくても聞いたことはあるという人がほとんどではないでしょうか。

これらはどれも、男性のためのものです。男性には効果的ですが、女性はきちんと知識を持ってこれらをしないと、体調を損ねてしまいます。

「男性用のものだと言われても、女性誌に載ってたよ」と言う人もいるかもしれませんが、そういうことではありません。こういったものは、ほぼすべて男性の体を基準に考えられたものなのです。

健康と美しさを守るには、栄養の知識が何より大事

女性と男性との大きな違いは、女性には生理があることです。毎月、血とともに、大変な量の栄養が出ていきます。**いわば、女性は「出ていく」ことの方が多い体です。その反対に男性は、「溜まる」体です。**男性と女性は「別の生物」といってもいいくらい、体のつくりが異なります。

生理以外にも、たとえば、「筋肉量」が違います。男性と女性ではそもそもの量が大きく違い、25〜34歳で平均を比べると、1・4倍くらい差があります。その上、男性の筋肉はつきやすく落ちにくいのに対して、女性の筋肉はつきにくく落ちやすいといった特徴もあります。細かいことでいえば、カフェインやアルコールも、女性の方が排出に時間がかかります。

今流行している健康法やダイエットは、簡単にいうと、体に入るカロリーを少なくするものですね。そして、男性が「健康になりたい」「痩せたい」「体を絞りたい」場合は、確かにそのような方法で効果が出ます。でも、女性の場合は、こんな方法だと、逆に体に大きなダメージを与えます。

さきほど、これらの方法は「男性の体を基準に考えられたもの」と言いましたが、それもそのはずで、考えた人は男性だから。断食など、女性が書いているものもありますが、これらの知識を発信している人の大元はすべて男性です。

「マウスの実験」では、マウスの摂取カロリーを制限すればするほど長生きしました。このことが、「カロリー制限＝アンチエイジング」、という考えのもとになりました。

しかしこれは、無菌状態という限られた場所だけの話です。このマウスは、感染症に弱く、インフルエンザなどにかかればすぐ死んでしまいます。考えてみれば当たり前なのですが、栄養をとらなければ痩せるし、無菌状態だと長生きするでしょう。しかし、この考え方が「健康法」「ダイエット」と言われるもののもとなのです。

さきほど挙げた方法は、「そぎ落とす」もの。カロリーを減らして、糖質を減らして、とにかく体に入れる量を減らして、体から余分なものをそぎ落としていくものです。でも、女性の体は、そんなに単純にはいきません。体温も血圧も男性とは違います。体は、たくさんの栄養を複雑に組み合わせて健康をつくっています。**カロリーを落とせばいい、なんて方法は、女性の体のつくりに対して単純すぎるものです。**

さきほどの筋肉ひとつとっても、女性は30歳を過ぎると、自動的に二の腕や太ももの筋肉がどんどん失われます。ここで、男性と同じ「そぎ落とす」ダイエットをすると、筋肉を保つ栄養も入ってこなくなり、悪循環です。

また、「貯蔵鉄」も大きく異なります。貯蔵鉄とは、血液中のヘモグロビンとは別に、肝臓に溜められている鉄のこと。フェチリンとも呼ばれます。血液の中にあるヘモグロビンがなくなってくると、肝臓にある貯蔵鉄から鉄分が使われます。

貯蔵鉄の男性の平均値は約139もあるのに対して、女性の平均はなんと約22・5です。これは、毎月の生理で体からどんどん鉄が失われていくため。大変なスピードで消えていくのです。それなのに栄養をストップしてしまうのは、女性にとって、美容はもちろん、命にかかわる大変なことです。(※)

その他にもいろいろあるのですが、要は、女性の体は男性の体に比べて栄養が失われやすいと覚えておきましょう。さらに、歳をとると栄養を吸収する力も低下します。「失いやすく、吸収しにくい」体になるのです。そのため女性は歳をとるとともに、より栄養もとることを知っていなければなりません。「カロリーをとらないように」と思うのは、美しさのためにも、健康のためにも逆効果です。

しかし、ある調査によると、女性がランチに求める条件の第1位は「カロリーが500キロカロリー以下」だったそうです。それだけ見ても、「そぎ落とす」方法がどれだけ定着しているか分かりますね。

また、特に働く女性は、カロリーやタンパク質なども足りていませんが、鉄やカルシウムなどの微量な栄養素も足りていません。残業すればするほど、栄養の少ないアルコールと油ものを食べているという結果が出ています。こういった女性の平均的な食事の量は、70代の高齢者、もしくは小学校高学年と同じくらいしかありません。そもそもスタートの地点で、栄養失調状態にあるのです。そこに「そぎ落とす」が加われば、栄養失調はますます悪化していきますね。

※　貯蔵鉄の単位はng／ml

健康になりたいなら、「まず運動」は危ない

この本では、基本的に運動することをすすめていません。

のちほど詳しく説明しますが、せいぜい「いつもの階段を2アップ、3ダウン」「1日数時間は立つ」「1日8500歩歩く」という程度です。というのも、栄養が足りていない人が運動すると、体にとって危険だからです。

「運動できる状態」とは、体が栄養たっぷりで、健康であること。そうではない体で運動をしても、筋肉は増えませんし、体を傷つけるだけです。

「運動＝栄養を使ってする」ことです。

たとえば、マラソンやジョギングで汗をかくほど頑張ると、体の中で活性酸素の量が増えていきます。活性酸素とは酸化させる力が強い酸素で、これが細胞を次々に老

化させていきます。これを打ち消すのが抗酸化物質というものです。

抗酸化物質とは、「アンチエイジング物質」とも呼ばれます。これは食べ物の匂いや色素のことで、たとえばトマトの赤（リコピン）や、サーモンのピンク、緑茶の緑やにんにくなどの匂いなどです。カラフルなものを食べれば老化が防げます。痩せている人の体には十分な量の抗酸化物質がありません。だから、痩せている人がハードに運動すると、体にダメージを与えます。

他にも、まだまだ運動をしてはいけない例があります。十分なカロリーとタンパク質をとっていないのに運動をすると、そのエネルギーを生みだそうと筋肉が分解されて、逆に筋肉がつかなかったり、減ったりします。

「体が不調だから、とりあえず運動しよう」という発想は実は危険なこと。久しぶりに運動をした後に、体を壊したという話を多く聞きます。

運動は、まず食べてから。栄養もカロリーも十分にとれていて、筋肉も脂肪もきちんと体についた状態になって、初めて運動がプラスの効果を生みます。それはこれからこの本でお伝えすることをすれば、可能になります。

栄養は「溜める」

女性の体で大切なのは、「溜める」ことを主体にすることです。「溜めるなんて、怖い」という声が聞こえてきそうです。しかし、筋肉や、鉄分などの体にとって必要な栄養は溜める前提でとらないと、すぐになくなってしまいます。

それができれば、ただガリガリの不健康な人として痩せるのではなく、気力が充実して、好きなことに打ち込める体力があって、見た目もスリムで、肌も髪も美しい人間になります。

本当の美人を目指すならば、「栄養」を考えながら体をつくるしかありません。

ただ「カロリーをとらなければいい」というのは、誰にでもできることです。残念ながら、自分の体を保つ方法が、そんな単純であるはずはないのです。

失われていきやすいものを「溜める」こと。そのことだけが、きれいな美しい体をつくります。もちろん健康にもなります。

大事なときにふんばると、すぐ体調を崩してしまう……そういう体には一生ならなくなります。

これから、この本では、女性の体に必要な栄養のとり方をお教えします。**「入れないぞ」ではなく、「溜めるぞ」という気持ちでいてください。**まずこれが大前提です。

今まで「できるだけカロリーは少なく」と考えていた人にとっては勇気のいることかもしれませんが、この考え方を変えることがいちばん重要です。

食べるのは、とても楽しいことです。体を健康に、美しくするのは食べ物だけなのですから。

栄養は、流れてしまうもの

「溜める」気持ちの大切さをお伝えしましたが、残念なことを先に言っておかなければなりません。

それは「栄養は流れてしまう」ことです。

たとえば、男性は、「溜まりやすく、落ちにくい」ようにできています。筋肉も、鉄分も、溜まります。男の人は、1日1食であろうが、カップラーメンにしようが、ほとんどの人がガクンと下がることはありません。**一方女性は、月々の生理や筋肉のつき方といった体の構造上、栄養はどんどん失われていきます。**

「まるのうち保健室」のカウンセリングで「タンパク質を食べていますか？」と質問

すると、「先週焼き肉を食べました！」と答える人がいます。しかし、残念ながらそんな前に食べたタンパク質なんて、もう影も形もありません。他にも「休日に野菜をたくさん食べて1週間で帳尻を合わせていますから、大丈夫です！」と答える人もいますが、それも残念ながら、体には残りません。ものによっては数時間で跡形もなくなります。

栄養は基本的には残らないのですが、その中でも残る栄養素もあるにはあります。たとえば、カルシウムや鉄は残ります。しかし、残るとはいってもそのままの形では残りません。カルシウムは、骨ミネラルという形で骨に取り込まれて残り、鉄はヘモグロビンや貯蔵鉄に形を変えて残ります。

しかし、これらも必要な分しか取り込みません。そして、体に入ってこなくなったなどの「いざ」というときに、そこから骨を溶かしてとったりします。だから、食べなくなっても、急になくなることはないのですが、その分骨はスカスカになります。永久に残ることはありえません。また、タンパク質やビタミン、食物繊維、抗酸化物質などは頻繁に食べなければ、すぐに体からなくなります。

栄養は、すぐ流れてしまうことをよく覚えておき、「必要なものをとにかく毎日」を心がけてください。

毎日の積み重ねがあなたの健康の基礎力になります。

「不調」をなくしたいなら、まず栄養

頭痛や生理痛などのちょっとした不調。これら小さなことだけで、集中力はそがれるし、思った通り動くことすらできません。こんな小さなことが積み重なって大きな病気にもなります。しかし、この不調は、日々の食事で改善できます。

日々の食事というと、「自炊しなければいけないのか」と思う人がいるかもしれません。でも、そんなことはありません。料理をつくる力を身につける前に、ぜひこの本で「栄養の知識」をつけてください。極端なことをいえば、料理が上手でも、栄養の知識がなくて偏っている人より、外食が続いても**自分に不足している栄養を把握して、毎日きちんと補えるちょっとした工夫ができる人の方が、健康度は高いと言えます。**

さらに、栄養の知識さえ身につけられれば「運動する時間がない」「睡眠時間が短すぎる」といった別の問題によるリスクもカバーすることができます。

詳しくはのちほど書きますが、栄養を正しくとることで、限られた時間の中で睡眠の質を高めたり、筋肉量が減るのを防いだり、加齢から守ったり疲れにくい体をキープしたりできるようになるのです。

「毎日忙しくて、食事もつくれないし、運動する時間も睡眠時間もとれないし、自分ではどうにもできないことばかり」と思っている人も、まずは栄養でカバーしましょう。運動よりも、睡眠よりも、まずいちばん体に影響するのは、1日3回にも及ぶ、「食の選択力」。すべての基本は「食べること」にあります。それだけで、池に石を投げ入れたら水面に波紋が広がるように、体のあちこちに変化があらわれるはずです。

あなたが40歳前かそうでないか

健康は、40歳が境です。というのは、40歳から消化吸収能力が落ち始めるから。消化器官の状態がその日によって変わりやすいのです。

40歳を過ぎているなら、まず「胃」と腸内環境のケアから始めて、その後食事に入りましょう。

といっても、胃が丈夫かどうかは多少個人差がありますので、40歳前でも「自分は胃が弱いな」と思う人は、この本の胃の鍛え方を参考にしてください。反対に、40歳でお肉がおいしく食べられる人は、消化器官が丈夫だと言えます。
まず基本は「何を食べるか」よりも、「おいしく食べられる」です。

次に気をつけるべきは「骨」。実は骨量が増えていくのは20歳までで、そのあとは落ちる一方です。特に40歳を過ぎるとカルシウムをはじめとする栄養の吸収が低下しだします。しかし、これも同じく、意識してカルシウムを効率よくとって、骨を丈夫にしておけば怖くありません。ある日突然、骨がスカスカだったことに気づく前に、ぜひ賢く丈夫な骨をつくる方法を知っておきましょう。これの詳しい方法については55ページ以降を見てください。

最後に気をつけるべきは、筋肉量。これは30歳を超えると減り始めるのですが、35歳を過ぎたあたりからそのスピードは加速度的に上がっていきます。筋肉については67ページから書いています。

recipe

1

タンパク質、鉄、ビタミンB！ これひとつで栄養が完璧丼

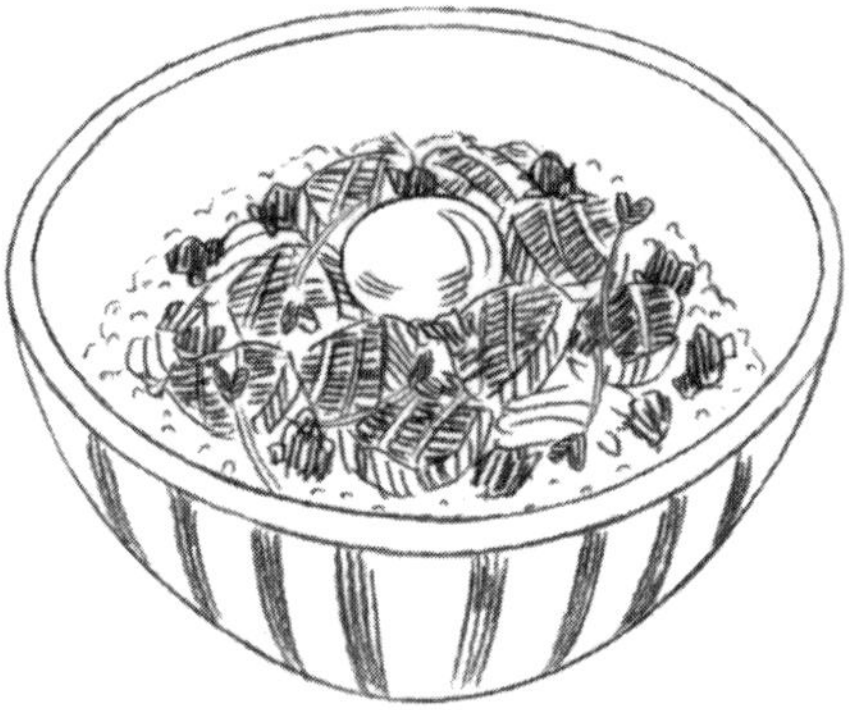

［ 材料 ］2人分

胚芽米	2膳	海苔	1/2枚
卵黄（市販の温泉卵でも可）	2個	かつお（刺身用）	100 g
キムチ	30 g	スプラウト	1/4パック

［ 作りかた ］

1. スプラウトは根を切り落とし洗い、水気を切っておく。
2. ご飯に海苔をちぎってのせ、その上にかつおの刺身、キムチを盛り、中央に卵黄（温泉卵）をのせる。スプラウトを散らし完成。

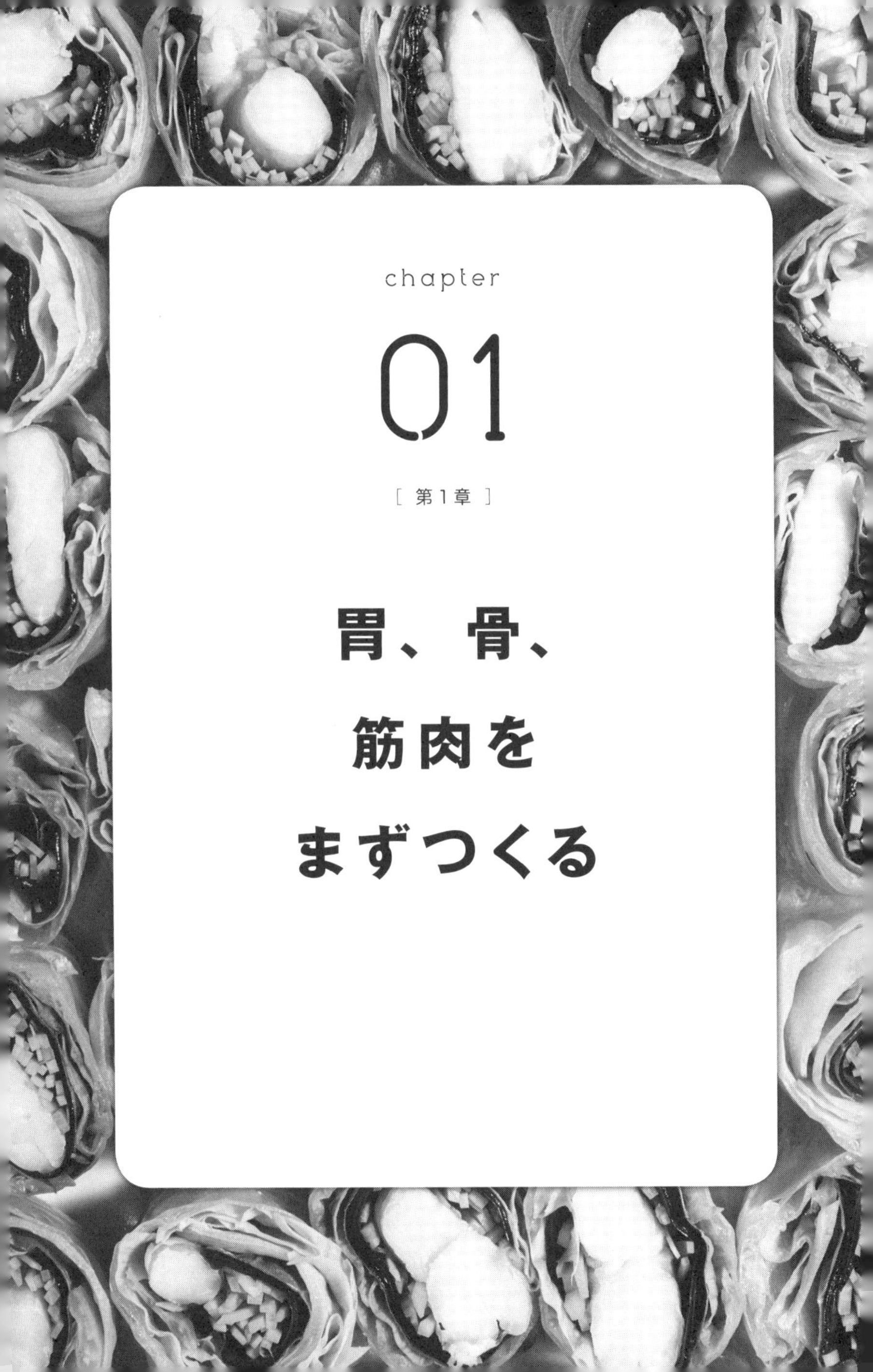

chapter

01

［ 第1章 ］

胃、骨、筋肉をまずつくる

胃をつくるのは、タンパク質

この章では、私たちの健康、最高のパフォーマンス、美容のためのいちばんの基本である、「胃」「骨」「筋肉」を強くする方法を知っていきましょう。

まず、いちばん大切な「胃」からです。胃は、栄養をどれだけ吸収するかを決める大切な臓器。胃が疲れている人は、栄養素の吸収、特に胃のコンディションに左右される鉄分やビタミンの吸収率が低下します。

胃を丈夫にするメインの材料は何といっても「タンパク質」です。タンパク質は、アミノ酸の集合体です。胃や腸で分解されるとアミノ酸になるのですが、そのアミノ酸になって初めて、栄養として体に取り込まれます。

アミノ酸は、胃だけでなく、筋肉や髪や爪、血液やコラーゲン、免疫、それに各ホルモンの材料など、私たち人間の体すべてをつくるもとです。
そこでおすすめするのが、「アミノ酸スコア100」といわれる食品をとること。アミノ酸はくせもので、野球チームのようにメンバーが全員そろわないと、力を十分に発揮できません。しかも、それぞれちゃんと量が足りていないと発動しないのです。1種類欠けているだけで、何もしないままになります。この「全員そろっている」状態がアミノ酸スコアが100といわれているもので、肉、魚、大豆、卵、乳製品などがそうです。つまり、私たちが「タンパク質」の代表格だと思っているものは、アミノ酸スコアが100のものです。

アミノ酸スコア100のものを、毎日3食食べることが胃を健康に保つラインです。

特に、「胃が弱い」という自覚がある人は、「今日は朝ごはんが食べられない」という日も多いかもしれません。しかし、それがますます胃を弱めている可能性があります。胃が弱いと自覚している人は、ヨーグルトを少しでもいいので、食べた方が改善する場合もあります。怖がらず、しっかり「タンパク質」を意識して食べてください。

食べることが、胃を鍛える

食欲がわくかどうかは、いちばん大切な健康のバロメーターです。やはり胃は健康の源です。胃が健康かどうかは、胃酸の量が重要です。胃酸の量は、年齢を重ねるにつれて少なくなっていきます。さきほどもお伝えした通り、40歳あたりからガクンと減ります。「最近、焼き肉が食べられない」「脂っこいものを避けるようになってきた」といった実感があれば、それは胃酸が減り始めた証拠だと思ってください。

胃が元気かどうかを判断するいちばん簡単な方法は、朝からごはんをおいしく食べられるかどうか。毎日、朝からもりもり食べられる胃を持っているなら安心です。

また、「最近お肉が脂っこく感じて魚や野菜ばかり食べている」というのも要注意。お肉を健康に分解できる胃が最高です。

胃が弱ったときに気をつけてほしいのは、「おなかに優しいものだけを食べること」。こういった生活を続けてしまうと、「胃が弱い」⇒「優しいものしか食べない」⇒「胃の筋力が低下してさらに弱くなる」⇒「もっと優しいものしか食べない」という悪循環になります。

すると、**胃はますます弱くなってしまいます。胃は、急に弱くなるのではなく、胃を使わない食習慣をしているから弱くなるのです。**

最近は「プチ断食」がはやりですが、食べないことで胃は動かなくなります。胃の筋肉をキープする意味では、たまには焼き肉やステーキに挑戦して、胃が弱らないように鍛えた方がいいのです。

100歳でピンピン健康な人とそうでない人の食事を調べてみたところ、いちばん違っていたのが「肉の量」でした。１００歳を過ぎて長生きしている人たちは、**そうではない人に比べて、動物性タンパク質をよく食べていました。**中には、肉のかたまりのステーキを頻繁に食べるツワモノもいるそうです。いくつになっても肉が消化できる胃を持てば、健康で長生きできます。

余談ですが、食前に一杯のレモン水を飲むことは、胃の消化を助けます。肉や魚料理によくレモンなど柑橘類が添えてありますね。あれらには、消化を助ける働きもあるのです。肉や魚に直接かけてもいいですが、その柑橘類を水にしぼって飲むのもおすすめです。また酸味は、膨満感の予防もします。食前のキウイやパインなど、酸っぱいフルーツも効きますよ。

キャベツの千切りは食べる胃腸薬

キャベジンは、薬の名前としても有名ですよね。これは、キャベツから発見されたビタミンで、胃粘膜の修復や胃潰瘍に効果を発揮する栄養素。胃が弱っているなら、キャベツがおすすめです。

ポイントは、生で食べること。熱に弱いためです。「最近ストレスで食べられない」「胃が弱ってきた」という人は、大事になる前に、賢くキャベツをとりましょう。

胃の健康のためには「おなかが空く」を大切にする

「おなかが空く」のは健康の証しです。反対に「最近おなかが空かないな」という人は、危険な状態です。体全体が弱り始めている証拠です。

おなかを空かせるためには、まずは動くこと。女性の活動は、レベル別に分けると、3つに分けられます。

【活動レベル1】デスクワークで1日中座りっぱなし
【活動レベル2】立ち仕事、営業職、主婦業
【活動レベル3】運動習慣のある人（ヨガ、ピラティス、マラソンなどアクティブなスポーツをしている人）

この中で気をつけるべきなのは、「活動レベル1」の人だけ。2、3の人は大丈夫です。1の人は、1日に消費されるカロリーがとても少ないです。結果、1日を通し

て「あまりおなかが空かない」状態になります。

「動かない」⇓「エネルギーがほとんど消費されない」⇓「おなかが空かない」↓「ごはんを食べない」⇓「胃を使わないから胃が弱る」⇓「胃が弱いから食べられなくなる」⇓「動くエネルギーがなくなる」といった悪循環になります。こうした女性は「食べると疲れる」と言います。

こういう人たちがよくなるのが、見た目がスリムなのに体脂肪が高い「隠れ肥満」です。「痩せているのに、体脂肪率が高い」のは、デスクワークの人が多いです。脂肪が多いということは、将来の病気のリスクを抱えるということです。

ここから抜けだすには、まずは活動レベルを上げましょう。しかし、運動が必要なわけではなく、日々の少しの動きを追加するだけで大丈夫。のちほど、筋肉の項目に出てくる「2アップ、3ダウン」や、歩くことを心がけるのでも十分です。**すると、「動く」⇓「エネルギーが消費される」⇓「おなかが空く」⇓「3食きちんと食べる」⇓「胃が強くなる」という好循環に変わっていきます。**

胃は「ストレス」によっていちばん左右される

最近、「胃の調子がよくない」と自覚している女性が増えています。逆流性食道炎の患者数も右肩上がりです。なぜ女性の胃が危ないのでしょう?

胃の弱さには、持って生まれた遺伝的なこともあるのですが、私たちがコントロールできるのは、「ストレス」です。

胃はストレスを受け止める臓器でもあります。

ストレスには種類があります。

ひとつは自覚しているストレス。「人間関係がつらい」「仕事でプレッシャーがある」といったメンタル面のストレスとも言い換えられます。

もうひとつは無自覚のストレス。「オフィスの冷房が強すぎる」「外が暑すぎる」といった身体面のストレスがこれに当たります。

長時間デスクワークをしていると、おなかが張ったり、おならが出そうになったりすることはありませんか？　食後に膨満感があって「消化器官が弱っているかも」と感じることはありませんか？　**それは、前かがみの姿勢で下腹部が長時間圧迫されているからです。**胃腸が押しつぶされた結果正常に働かなくなっているわけです。こういう状態が日常的に続いていて、胃のコンディションが悪化している人に、胃酸の成分を与えたところ、鉄分の吸収率が59％もアップしたという調査結果があります。

日々の「自覚しているストレス」は、ある意味どうしようもないものでもありますので、そんなに気にせず、たとえば食事中に「ネガティブなニュースを見ない」「気落ちするような会話をしない」といったことに注意しましょう。

「誰と食事をしたか」「おいしいと感じたか」によって、栄養素の吸収率が違ってくるのも、ウソのような本当の話。胃は、あなたのストレスを直に受け止めてくれているのです。

胃腸への負担を避けるため、オフィスでは遠いコピー機にコピーをとりに行ったり、何かのついでにストレッチをしたりして、同じ姿勢をずっとしないことも心がけましょう。これだけで、胃を長時間圧迫しないようになります。また、胃のコンディションを悪くする冷たいものを控えるのも効果的。

これらのことを意識して続ければ、確実に胃のコンディションはよくなり、栄養の吸収率は上がります。

column ｜ #1

胃がめちゃくちゃ弱っている人はサプリメントを

「私はもうずっと胃が弱くて……」という人には思い切ってサプリメントをおすすめします。私がおすすめするのは、大豆プロテインやアミノ酸。

大豆プロテインも、アミノ酸スコア100と書かれているものを選びましょう。「大豆」がいいのは、脂肪分が少なく、体が老化しにくくなる抗酸化作用や、脂肪を燃焼させる効果もあるから。いちご味やチョコレート味などのフレーバーつきのものがありますが、味をつけた分タンパク質の含有量が少なくなってしまったり、甘いものは糖質が、コーヒー系のものはカフェインが増えますので、できれば避けるのがおすすめ。

サプリメントは腸から吸収されるので、胃が弱っていても関係ありません。これを根気よく、3、4ヵ月ほど続けると、胃が丈夫になってきます。胃が弱いからといって健康な胃をあきらめることはありません。

recipe

2

弱った胃でもタンパク質が吸収できる
あったか豆腐のおろし大根ぞえ

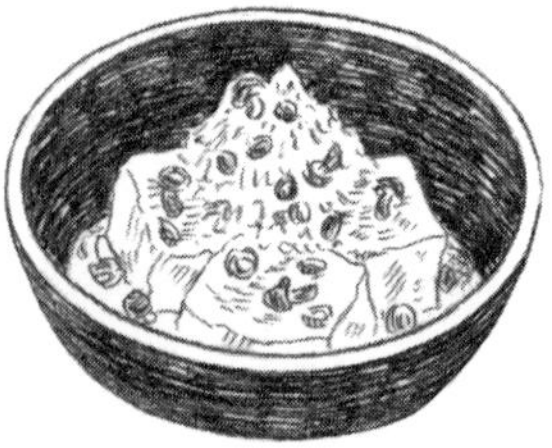

［**材料**］**2人分**

- 木綿豆腐 ………… 1/2丁
- なめこ ……… 1/2パック
- 大根 …………………… 10cm
- 万能ねぎ ……………… 1本
- **A**
  - だし汁 ……………… 200ml
  - 酒 ………………… 小さじ1
  - しょうゆ …… 小さじ1/2
  - みりん ……… 小さじ1/2

［**作りかた**］

1. なめこはザルに入れ流水でさっと洗う。大根は皮をむきおろす。ねぎは小口切りにしておく。

2. 小鍋に**A**を煮立て6等分にした豆腐、なめこを加えさっと煮て器に盛り、ねぎと大根おろしをのせる。

すべてが柔らかくなって吸収しやすい
炊飯器でカンタン！　サムゲタン風スープ

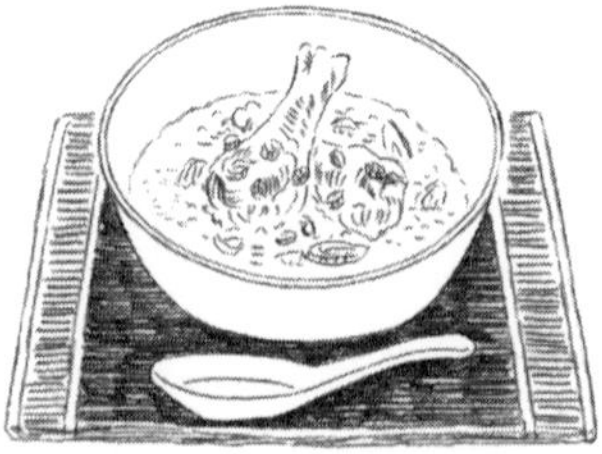

［**材料**］**2人分**

- 鶏手羽元　6本
  （なければ鶏もも肉1枚）
- 米 ………………… 大さじ2
- 長ねぎ ………………… 1本
- にんにく ……………… 1片
- 生姜 …………………… 1片
- 鶏がらスープの素 …………………… 大さじ1
- 酒 ………………… 大さじ1
- 水 …………………… 3合分
- 万能ねぎ ………お好みで

［**作りかた**］

1. 米は洗って水気を切る。長ねぎは斜めにざく切り、にんにくは半分に、生姜は薄切りにする。

2. 炊飯器に鶏手羽元（または鶏もも肉）、**1**の米・ねぎ・にんにく・生姜と鶏がらスープの素、酒、水を3合の目盛りまで注ぎ、炊飯のスイッチを入れる。

3. 炊き上がったら器に盛り、万能ねぎを散らす。

骨密度を保つには「立つ」

ここからは胃の次に重要な「骨」について知りましょう。

骨の丈夫さは、「骨密度」で分かります。骨密度とは、骨の中にどれだけミネラルが詰まっているかのこと。骨密度が低いと、骨がもろくなり、骨折しやすくなります。

まず女性の骨は、女性ホルモンである「エストロゲン」が大切で、これが骨からカルシウムが溶けるのを防いでいます。エストロゲンとは、月経などを起こすホルモンのことで、タンパク質からできています。**だから、骨でもタンパク質は大切です。**

実は骨密度は現在の食習慣よりも、子どもの頃の生活にいちばん大きく影響されます。子どもの頃によく動いてよく食べてぐっすり寝ていた人は骨密度が高く、子どもの頃にお菓子ばかり食べて運動不足だった人は、骨密度が低い傾向にあります。

でも、今更そんなことを言われても、大人になってしまったらどうしようもありませんね。お子さんのいらっしゃる方や、これから赤ちゃんを育てる予定の方は、ぜひ覚えておいてください。

歳をとってからできるのは、骨密度の低化のスピードをできるだけ遅らせる努力のみです。この努力をするとしないとでは、結果はまったく違ってきます。

女性の骨密度が特に落ちるのが、閉経したとき。エストロゲンが減るタイミングです。ですので、50歳前後でガーンと大きく低下します。ここから、ちょっとしたことで骨折して、早ければ60代、70代で寝たきりという最悪のケースも容易に考えられます。そうならないためには、今からコツコツ努力をして、閉経までできるだけ骨密度を下げないようにしましょう。でも、大丈夫。毎日やるべきことは、「えっ、これでいいの？」というくらい簡単です。

全身の骨は3年ほどですべて入れ替わります。骨は毎日、壊されてはつくられてを繰り返しています。つまり、古いカルシウムを振るい落として、そこに新しいカルシウムを埋め込んでいくわけです。そのときに絶対に必要なのが「骨に負荷をかける」こと。骨に負荷がかかることで、初めてカルシウムが入れ替えられます。骨に負荷をかけるには、「動く」ことです。

ベストは、歩いたり、運動したりすることですが、実はただ立つだけでもOK。電車やバスで移動している人はわざと席に座らず「立つ」のが骨におすすめです。一日数時間は立つことを心がけましょう。また、車通勤の方は、家事の他に、どこかで散歩をしたりしましょう。休日はショッピングなどで歩き回るのもおすすめです。

ヨーグルトは夕食に食べると眠っている間に骨に取り込まれやすくなる

ここでは、骨をつくる栄養について説明しましょう。

骨をつくるのに必要な栄養は、カルシウムが代表格ですが、他にも、さきほどのエストロゲンや、コラーゲンのもとにもなるアミノ酸（タンパク質）があります。何度も言いますが、この章の冒頭でお教えしたタンパク質は、胃だけでなく骨にもいいことを覚えておいてください。

カルシウムは、ヨーグルトやチーズなどの乳製品、しらすやいわし、ししゃもなどの小魚、桜えびなどの殻ごと食べるものや海苔、小松菜や大根の葉などの葉物野菜に多く含まれています。

これらを3食心がけて食べるのがもちろんいいのですが、実は、カルシウムは夜に食べることをおすすめします。

寝ついてすぐの前半のノンレム睡眠時から3時間ほどは、「成長ホルモン」がいちばん多く分泌されます。このホルモンが、寝ている間にカルシウムを定着させます。**ですから、夜ごはんにカルシウムをとると効率よく骨に取り込ませることができます。**夕食は魚や厚揚げなど、カルシウム豊富な食材をとりましょう。

桜えびを買いおきして、おかずやごはんにトッピングするだけでもまったく違います。

特に「朝ごはんを食べない人」や「痩せている人」、「月経不順の女性」は骨密度が低下している可能性があるので、カルシウムは晩ごはん時にしましょう。

骨を強くしたいなら、UVクリームを塗りすぎない

骨密度を左右するもうひとつの栄養素が、ビタミンD。ビタミンDは、厚生労働省の調べでは女性の半数が不足させている栄養。2人に1人が足りていませんので、骨のために、しっかりとりとりましょう。

ビタミンDは、カルシウムをきちんと骨に吸収させる働きをするので、骨には欠かせないビタミンなのですが、肌に太陽の光が当たることでもつくられます。**ビタミンDは、食事からもとれますが、それ以上に、日光を浴びることによって皮膚の上でつ**

くられるビタミンなのです。免疫力を高めるビタミンとしても有名です。

そして日本女性は、ビタミンDがつくれるほど日光を浴びていないのです。

では、どのくらい浴びれば、ビタミンD不足は解消するのでしょう?

それはあなたが住んでいる場所によって違ってきます。

12月の沖縄なら17分、関東だと22分、北海道なら76分くらいです(※)。よく「1日15~30分日光を浴びましょう」と言われますが、あれは沖縄から北海道までの平均値。**自分が住んでいる地域が太陽が当たりにくい地域なら、長めを心がけて日光を浴びましょう。**

さんさんと太陽を浴びているときに、骨も強くなっているんですね。

日光に当たるときに気をつけたいことがあります。それは、光が肌に直接当たっていること。UVクリームも光をガードするので、ビタミンDは生成されにくくなります。塗るのは顔や首など、どうしても焼けたくない部分だけにして、手足や胸元など「まあ、いいか」と思える部分にはできるだけ塗らないようにしましょう。

ビタミンDの効果は、骨だけではありません。**特にインフルエンザの感染リスクはビタミンDが足りていれば、50％も下がります。**インフルエンザに限らず、風邪を引くと体のあちこちで炎症が進むので、確実に老化します。「美白」を極めすぎた結果、体の内側は老化が進んでしまうという皮肉な結果も起こりうるので、UVクリームには神経質にならず、日光を浴びることをおすすめします。

また、冬より夏にビタミンDはたくさんつくられます。もちろん日差しが強く日が照る時間が長いからですが、他にもノースリーブや素足といった、肌を出す服が増えるという理由もあります。**服に覆われていない部分の面積が広いと、ビタミンDが豊富につくられます。**日が差す真夏など「うわっ」と憎まずに、ぜひ楽しんで骨を強くしてください。

夏は普通の服装をしていても問題ありませんが、冬は日が照っている間は、意識して肌が光に当たるようにしましょう。たとえば、「マフラーを緩めて首や胸元で光を受け止める」、そんなちょっとした工夫で大分違います。ランチのついでに公園で日向ぼっこをしたり、日の照っているうちの散歩を楽しんだり、山や海に遊びに行ったりすることをおすすめします。

どうしても日に焼けたくないという人は、ビタミンDはサプリメントで補給できます。その際にはビタミンD３という表記があるものを選びましょう。ビタミンDだけだと、結局日光を浴びてビタミンD３に変換しなければいけないからです。

また、ビタミンDは、魚にも多く含まれています。日光が少ない季節は、魚をたくさん食べることをおすすめします。

※　関東は茨城県つくば市、北海道は札幌市のデータです。

炭酸飲料や甘いものを食べると、カルシウムは一緒に流れてしまう

炭酸飲料やスナック菓子をよく食べるのもよくありません。**それは、これら糖質が多いものをたくさん食べると、尿として出るときに、カルシウムも連れ添って出ていってしまうからです。**その結果、骨がスカスカになるのです。

他にも、食品添加物のリンもカルシウムを外に一緒に出してしまいます。ですから、添加物の多いカップ麺の食べすぎはカルシウムを奪ってしまいます。リンは他にも、かまぼこなどの練り物や、燻製などに含まれているので、ほどほどにしておきましょう。

ちなみに、この作用のせいでカルシウムが少ないのは、女性だけでなく男性にも多

いです。

　私たちの保健室での実感として、20代、30代の男性でも骨密度の低い人が増えていると思われますが、それはおそらく女性よりも男性の方が炭酸飲料やスナック菓子をよく食べるせいでしょう。実際、危険レベルにある男性をカウンセリングしてみたところ、コーラを毎日のように飲む習慣があることが分かりました。


　愛する人とは、お互いに健康で幸せなままいたいもの。パートナーや夫の骨密度も、チャンスを見つけて、一度一緒に調べてみてください。

　骨密度を測る検査は、健康診断の項目にはまず含まれていないので、気になる人は病院で受けてみましょう。費用は1回5000円くらいです。

生理不順になると骨密度が低くなる

骨を強くするために、他にも気をつけたいことがあります。

さきほど、閉経後に骨密度はガクンと落ちる、という話をしました。それは、女性ホルモンであるエストロゲンが急に減るからでしたね。

ですから、骨を強くするにはしっかりとエストロゲンが分泌されていることが大切です。その目安は、生理のサイクルが正常であること。当然、生理のサイクルが正常でない人は、エストロゲンの分泌にも異常があるということです。**生理不順にならないように、鉄分を確実にとり、貧血にならないことから始めましょう。**鉄分については114ページから詳しく説明しますので、気になる方はそこから読んでください。

タンパク質を愛する

ここからは筋肉のつけ方について説明します。

まず、筋肉に主に必要なのはタンパク質です。これも胃と骨と同じです。**すべての源は、タンパク質だということをしっかり覚えておきましょう。**筋肉のためにも、アミノ酸スコアの高い、魚、肉、卵、大豆などのタンパク質を食べましょう。

さきほど書いた通り、タンパク質はアミノ酸の集合体です。そして、全部がそろわないと働きません。

アミノ酸は20種類あって、人間の体でつくりだせないものがそのうち9つあります。

これは食事からとるしかありません。その中のひとつのロイシンは、筋肉合成のスイッチ役です。そのため筋肉をつくるには、ロイシンが多いものをとるのがいいと言われています。

ただ、ロイシンは、牛肉やレバー、ほうれん草、あじ、米などの私たちが食べる食材に元々多く含まれています。また、アミノ酸は全部そろわないと動かないので、こればかり食べるのはやめましょう。

日本女性は「タンパク質」という言葉が苦手です。**タンパク質は、英語でプロテインですが、アメリカの女性はプロテインを健康と美容の源だと思い、メニューにも「プロテインメニュー」とわざわざ書いてあるものがあるくらいです。**しかし、日本女性はプロテインというと、筋肉ムキムキを想像して、自分には関係ないものと思いがちです。

でも安心してください。ムキムキになるには、毎日1時間以上ハードな運動をしなければなりません。筋肉は分解されやすいので、3食食べて初めて最小限の筋肉が維持されるのです。

まず、プロテインという言葉を好きになりましょう。何度も言う通り、タンパク質が、美しい肌や髪、健康な胃や骨や筋肉をつくってくれるのです。ホルモンのもとでもあるので、精神的な満足感や幸福感もここから生まれます。まずは筋肉を日々維持するために、タンパク質を3食とることが必要です。

筋肉に必要なのは「カロリー」

タンパク質の次に筋肉に必要なのが、「カロリー」です。このカロリーについて知りましょう。

日頃、女性のみなさんに嫌われているカロリーですが、カロリーとは、熱量のこと。何かの栄養素ではなく、それぞれの食物が持っている熱のことを指します。生きているものは、すべて「熱量」を持っていますが、食物だって同じです。カロリーとは、脂質、糖質、タンパク質という三大栄養素が持っているエネルギーのことです。ごはんや肉、油すべてが持っているということですね。

私たちのすべての動作には、カロリーが必要です。息をしたり、血液を流したりするすべてに必要で、これがないと死んでしまいます。カロリーは、自前では生み出せず、食材からとるしかありません。もちろん、筋肉の維持にもカロリーが必須です。

このありがたいカロリーをみんなが嫌う理由は、余った分がすべて脂肪になるから。正確には、米や小麦粉などの糖質が中性脂肪、油分である脂質がコレステロールなどになります。ちなみに、タンパク質はほとんど使って余らないので、そんなに残りません。

「じゃあタンパク質だけとって、米や脂肪分は減らせばいい」と思った人もいるかもしれません。しかし脂肪は適度にないと、体温を保ったり、皮膚に潤いを与えたり、ホルモンの分泌をしたりすることができなくなります。筋肉さえきちんとあれば脂肪があってもいいのです。**また、糖質制限ダイエットなどでごはんの量を減らしている人がいますが、ごはんには食物繊維も多く含まれていますから、これを食べないということは、大量の食物繊維も放棄するということ。**元々多い人は減らしてもいいですが、現代人が一番足りていない食物繊維を抜きにすることはおすすめできません。私たちが望むのは、脂肪を完全になくすことではなく、いちばん健康に、美しく見えるように賢く脂肪をつけることです。すべてを「カロリーで計算する」のは、体にとって正しい考えかたではありません。

カロリーをとらないと、筋肉量が少なくなる

「少食なのに太ってしまう人」がいます。

栄養が足りていない人が多いと言いましたが、それなのにどうして太ってしまうのでしょうか。その答えは、「基礎代謝」を知ることにあります。

基礎代謝とは、「呼吸をする」「心臓を動かす」「体温をキープする」など私たちが体を動かさなくても、自動的に使われるエネルギーのこと。私たちが1日に消費するカロリーのうち約6割は、基礎代謝に使われています。

つまり、基礎代謝が高い人は痩せており、低い人は太ります。

体の中でもっとも基礎代謝のエネルギーを消費するのは内臓で、次が筋肉です。内臓のことは後から説明しますが、**筋肉量が多ければ、じっとしていても消費されるエネルギー（基礎代謝）が高くなるというわけです。**

この話を踏まえると、「たくさん食べてもスリムな人」とは、筋肉がついていて基

礎代謝が高い人、逆に「少食なのに太ってしまう人」とは、筋肉が少なく基礎代謝が低い人となります。

今の女性は、ほとんどの人が筋肉量が少なく、基礎代謝が低い傾向にあります。どうしてそうなってしまったのでしょうか？

その原因のひとつとして考えられるのが、カロリー不足です。主にダイエットや、忙しいことから食事をしないこと、また食べていても満足な食事をとっていないことから起こります。

特に、ダイエットなど、明らかにカロリーをシャットアウトするものは、筋肉量をガクンと低下させます。

ダイエットをすると体に入ってくるカロリーが減ります。そうなると、体は生命維持に使う基礎代謝（エネルギー）を節約するようになります。人間の歴史は、飢餓状態だったときが長いので、**入ってくるカロリーが少ないと、体が「いつカロリーが途切れるか分からない」と危機感を抱いて、基礎代謝を少なくするのです。**こうやって、基礎代謝はどんどん落ちていきます。

カロリーが入ってこないと、体は筋肉を分解し、エネルギーにします。もちろん、筋肉の材料となるタンパク質もダイエットをしていると入ってきません。こうやって、筋肉が落ちます。

たとえば3ヵ月間ダイエットをしたとすると、筋肉は、なんと5年分も落ちてしまいます。通常は30歳の人が35歳までに落ちる筋肉量が、たった3ヵ月で落ちてしまうということです。

さらにある調査によると、ダイエットなどの極端なカロリー制限で基礎代謝が落ちると、ダイエットをやめても元通りにはなりません。ダイエットを中断した6年後に、同世代で同体型の人と基礎代謝を比べてみたところ、なんと約500キロカロリーも低くなった人がいます。その結果41キロもリバウンドしたというデータまであります。

大人の女性の1日の消費カロリーが1800~2000キロカロリーと言われていますので、その約3分の1が消費できていないことになります。つまり、ダイエットをしたせいで、しなかった場合よりも500キロカロリー分太りやすい体質になってしまったわけです。

「体重が落ちた!」といっときは喜んでも、それはその瞬間だけのこと。本当のところは、この先自分の力でカロリーを消費する能力がなくなってしまったと言えます。

よくある「リバウンド」とは、この筋肉がなくなったことにより、体温が低下し、基礎代謝力が落ちてしまい、余計に太ったことを言います。

ダイエットをしていなくても、現代女性はとにかく忙しいので、「朝ごはんを食べている時間がない」「夜食べるのが深夜で食べる気がしない」などといった食生活を続けているうちに、ダイエットをしているのと同じ状態になっている場合もよくあります。

女性の1日の行動を支えるには、1800から2000キロカロリーほどが必要なのですが、ごはん一杯で250キロカロリー程度、魚の定食で700キロカロリー程度。つまり、毎日「きちんとごはん」を3食食べて、ようやくトントンといったところ。日本の女性は、その生活パターンが元々カロリーがとりづらいのです。

こうして、代謝がどんどん落ちて「少食なのに太ってしまう人」になっていく。筋肉がなくなるので、老廃物を出す力も弱くなって、便秘や汗が出ないなど、体のコンディションはますます悪化していきます。**日本の女性が抱える不調は、まず、カロリー不足が引き金になっているケースが少なくないのです。**朝ごはんをきちんと食べ、3食そろって必要なカロリーを摂取している人の方が筋肉、そして基礎代謝の量が多いです。

私がダイエットの指導をしたことのある女性で、体重を40キロ減らした人がいますが、彼女は運動をしていません。その方法は簡単です。**脂肪を減らすには、今まで説明したように、タンパク質をしっかり食べましょう。**そうすることで、筋肉をキープできますし、幸せを感じさせるセロトニンがつくられて食欲も減らすことができます。また大豆からのイソフラボンが脂肪を燃焼したり、魚が持っている痩せ効果もあったりします。

そして、後ほどお話しする「低ＧＩ値」に気をつけ、「いい炭水化物」を食べること。これができれば、リバウンドもありません。

なお、体脂肪率が高い人に共通する食生活は「麺類」「酒類」「お菓子類」が多いことです。これも糖質過剰を避けて、タンパク質を増やすことが体脂肪対策になります。

ダイエットをすると、肝臓が弱くなって、中性脂肪が溜まる

さきほど、内臓も基礎代謝を多く消費すると言いましたが、特に肝臓は、基礎代謝のうち27%も消費します。筋肉は18%ですので、1.5倍消費していることになります。

肝臓は、体に入ってくるカロリーが少ないほどダメージを受けます。肝臓から中性脂肪を運び出せる能力が弱まり、肝臓に脂肪が溜まるからです。**つまり、きちんとし**

肝臓は健康を保てないのです。３食とらないと、**カロリーと栄養を取り込まなかった食事をし、**

肝臓を大切にする方法は、筋肉をつくる方法と大きくは変わりません。まずは、痩せすぎないように必要なカロリーをとること。もうひとつは、タンパク質を３食欠かさず食べること。タンパク質には、肝臓のエネルギー源となるアミノ酸「アラニン」も含まれています。

アルコールは控えめを心がけましょう。アルコールのとりすぎは、肝臓を酷使するだけでなく、筋肉も減少させます。ちなみに、「アルコール（またはお菓子）もカロリーでは？」と思う人もいるかもしれません。しかし、これらはエンプティカロリーですので、たくさんとってしまうと脂肪になってしまうものです。詳しくは１４８ページに説明しています。

筋肉は動かさないだけで、どんどん落ちる

タンパク質とカロリーの大切さがわかったところで、筋肉をつけるにはどうすればいいでしょうか。

まず筋肉の性質について知っておきましょう。

筋肉は、少し動かさないだけで、すぐ分解されてしまうものです。すでにご紹介し

た通り、**女性の場合は30歳を過ぎると、筋肉量が減り始めます。**それが筋肉です。筋肉を減らさないためにするのが、運動です。

ただし、激しい運動はおすすめできません。

「まるのうち保健室」でおすすめしているのは「2アップ、3ダウン」。日常のちょっとした動きに、これを取り入れましょう。

たとえば、オフィスのあるビルでトイレに行くなら、同じ階のトイレではなく階段で2階上か3階下のトイレに行ったりしましょう。効率的に筋肉をつけたいなら、ただ階段を上り下りするだけでなく、書類やパソコンの入ったかばんなど、重いものを持つようにしてください。

普段エレベーターを使うところを階段に変えるだけで、7倍の活動量になるといわれています。つまり、いつもの7倍も筋肉が働くということ。ですから、とにかく駅でもオフィスでも、階段で上り下りするようにしましょう。

また、「ながら運動」もおすすめです。歯磨きをしながらや、テレビを見ながらのスクワットが効果的。朝昼晩で10回ずつ、1日30回を目安に筋肉の7割がある下半身を効果的に鍛えましょう。

これらの運動は膝に負荷がかかりますので、正しい姿勢を意識することと、タンパク質がきちんととれていないと、運動しても筋肉は落ちますから、まずは食べること。食べて「2アップ、3ダウン」や「ながら運動」を最低3ヵ月続けられれば習慣にできることでしょう。ジムに行かなくても、ジョギングやマラソンなんかしなくても、2アップ、3ダウンとながら運動で筋肉はキープすることができます。

健康のために自分の体脂肪率を知っておく

体脂肪は、市販の体組成計のほとんどで分かります。持っていない方はひとつ持っておくと、損はしません。自分の数字を把握することは、とても有益ですよ。注意点として、3年過ぎると正しく測りにくくなるので、買い替えがおすすめです。

女性は痩せが肥満より多いのが特徴ですが、実は見た目スリムでも筋肉は少なく、体脂肪率が高い「隠れ肥満型」の女性がとても多いのです。

体脂肪が多くなると、生活習慣病――ゆくゆくはガンや高血圧、糖尿病など健康にも大きな害になります。また、体脂肪率は月経・排卵・卵巣年齢など、妊娠・出産にも影響します。

体脂肪率が高い女性が多いと言いましたが、それよりまず、絶対に避けたいのは体脂肪率が低すぎることです。

特に17％を切ると、月経不順や無月経のリスクが高まり、10％になるとほぼ止まります。月経は女性の健康のバロメーターですので、止まってしまうとかなり深刻な状態だと言えます。

体脂肪率は20％台が最高です。体脂肪は筋肉でつくられた体温をキープする役目があったり、いざというときにはエネルギーとしても使われるので、女性はこのくらいつけておくことをおすすめします。「スリムだと思われたい！」という人はミス・ユニバースの中でもメリハリボディの持ち主たちの平均値、19〜23％を目標とするといいでしょう。

逆に30％を超えたら体脂肪率が高めです。生活習慣や食生活に危険信号が出ています。

高い体脂肪率の原因は、「タンパク質」が足りないのと、「糖質が多い」のと「低すぎる活動力」です。筋肉量が不足して、階段を上がるのも億劫になっていませんか？前の項のながら運動を、意識的に取り入れてください。

1日8500歩を目指す

30歳を過ぎると、全身の筋肉量も減り始めます。特にガクンと減るのが、足の筋肉。ですので、30歳を過ぎたら、とにかく足の筋肉をキープする努力をしてください。何もしないでいると、どんどん落ちてしまいます。

とはいえ、もちろん急激に運動しなくてＯＫ。日々のキープなので、日々のことで取り入れましょう。歩くだけで大丈夫です。**目標は、１日８５００歩です。**

厚生労働省が推奨している1日の目標歩数は、女性が８５００歩（男性は９０００歩）です。

まずはこの歩数を達成しましょう。**しかし、ただ歩くだけでは筋肉量に変化がつきにくいので、筋肉に負荷をかけるために、８５００歩のうち、少し息が上がる程度の**

早足を2000歩入れると効果が上がります。

10分歩くと大体1000歩ほどです。通勤・通学や買い物の行き帰りに10分ずつ歩くと計20分、約2000歩。いつもの道を早足で歩いてみるのはいかがでしょうか。

最近は、スマートフォンにも歩数計がついています。スマートフォンをポケットに入れて持ち歩くだけで歩数を自動的に計測してくれています。ちなみに、iPhoneでは「ヘルスケア」というボタンの中に入っています。もちろんアプリや万歩計を使っても大丈夫です。身近に測れるものを置いておくだけで、やる気が違ってきますので、まず使ってみることをおすすめします。

私も歩数を毎日カウントするようにしていて、「デスクワークで終わっちゃったな」という日には、犬の散歩を30～40分して4000歩ほど歩くようにしています。都会に住んでいる人は電車を利用することが多く歩かざるをえないので、よく歩いていますす。地方に住んでいるなら、1日8500歩だと覚えておき、歩くのを心がけてください。

ちなみに、あなたは握力に自信がありますか？　握力は、体中の筋肉の目安です。いろいろな食べ物をバランスよく食べている人は、握力が強いことが分かっています。

筋肉は、「つける」ではなく「キープする」のがいちばん難しい

筋肉量を保つには、「1日8500歩」の他にもうひとつ、必ずタンパク質です。ここまでで散々、タンパク質を毎食しっかり食べることの重要性を伝えてきましたが、これをしないと、せっかく歩いても、すぐ筋肉が分解されてなくなってしまうのです。

体は、カロリーが不足すると、タンパク質のかたまりである筋肉を分解してエネル

ギーをつくります。

脂肪から分解してくれればいいのですが、筋肉の方が分解されやすいのです。

アスリートが、1日に3000~4000キロカロリーもとるのは、せっかくトレーニングでつけた筋肉を守るためでもあるのです。

実は、筋肉は「つける」よりも、「保つ」方が難しいです。私たちが思うよりも早く、すぐ筋肉は分解されてしまうからです。せっかく筋肉をつけてもタンパク質が不足していたら、その甲斐なくみるみる落ちてしまうのです。

そして、「つく筋肉」よりも「分解される筋肉」の方が多い人は、やがて確実に脂肪が多い体になります。

ですから、やはりタンパク質です。

朝ごはんに卵、昼ごはんに肉、夜ごはんに魚というふうに絶えず体にタンパク質が入るように意識してください。そうすることで、筋肉が分解されにくくなります。これが1日2食だけだと、食事と食事の間で筋肉の分解が進んでしまいます。

recipe

3

良質なタンパク質に酸化を防ぐトマトもオン
フライパンでチキンのトマト煮

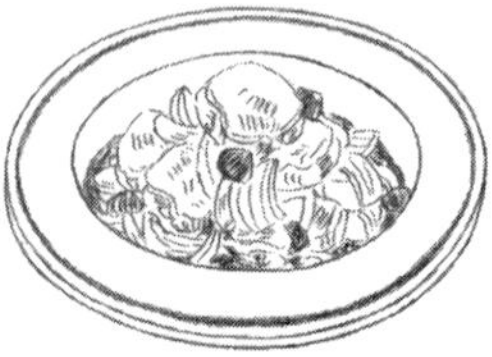

［ 材料 ］2人分

鶏もも肉……………… 1枚
（約250g）
塩・こしょう……各少々
玉ねぎ ……………… 1/4個
しめじ（なくてもよい）
…………………1/2パック

A
ホールトマト缶…………200g
すりおろしにんにく……1片分
塩………………………小さじ1/2
白ワイン（なければ酒）大さじ1
きび砂糖……………大さじ1/2
こしょう ……………………少々

［ 作りかた ］

1. 鶏もも肉は食べやすい大きさに切り、塩、こしょうをふる。玉ねぎは4〜6つのくし形に切り、さらに半分に切る。しめじは食べやすい大きさに手でさく。

2. フライパンにオリーブオイル（分量外）を入れ中火で熱し、鶏もも肉を入れ、両面に焼き色がついたら、玉ねぎ、しめじを炒め合わせる。油が全体に回ったら、**A**を入れ、蓋をして10分ほど煮込む。

タンパク質はもちろん、肌の潤いに効くオイルもチャージする　手羽先とキャベツのレモン蒸し

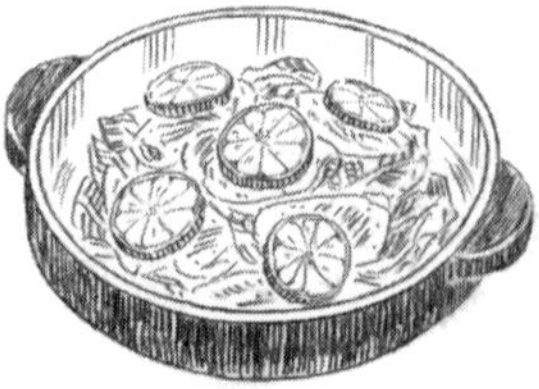

［ 材料 ］2人分

鶏手羽先 ………4〜6本
キャベツ ………… 1/4個
レモン ……………… 1/2個
（なければ、レモン汁
大さじ1/2）
オリーブオイル　大さじ1
白ワイン（なければ酒）
…………………… 大さじ2
塩 ……………… 小さじ1/2
こしょう …………… 少々
パセリみじん切り
（あれば）……… 大さじ2

［ 作りかた ］

1. キャベツは食べやすい大きさに手でちぎる。レモンは5mm厚さの輪切りにする。

2. 鍋にキャベツを敷いて上に手羽先を置き、白ワイン、塩、こしょうをふり、レモンを散らし、オリーブオイルをかける。

3. 蓋をして約20分、弱中火にかけ、鶏肉に火が通ったらパセリを散らして完成。

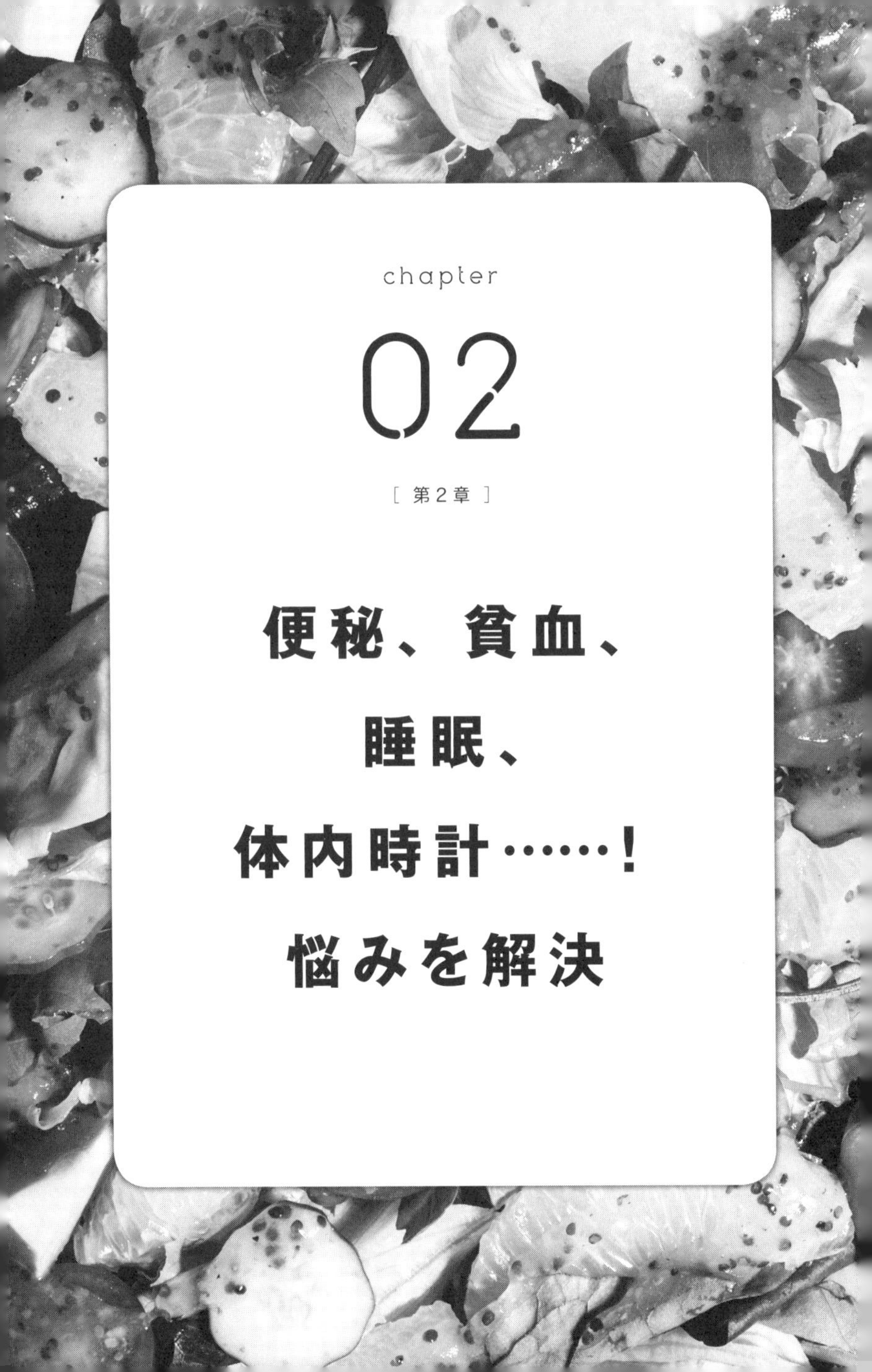

chapter

02

[第2章]

便秘、貧血、睡眠、体内時計……！悩みを解決

便秘は、自分のタイプを知らないと解消しない

この章では、多くの女性の悩みについて、その解消方法をお伝えしていきたいと思います。

まずは便秘から。

体は必要なものをエネルギーに変えて必要な分だけとり、それ以外はすべて体外に排出します。このサイクルが元気いっぱいに動いていれば便秘にはなりません。いらないものを体がきちんと出せるのが理想です。

便秘で悩む人からは、「クセになってしまっている」「治らない」という声をよく聞

きます。便秘は「治りにくいもの」という印象が強いようです。

それもそのはずで、便秘には種類が3つあり、それぞれに合った対処をしなければいけません。**自分の種類さえ分かれば対処方法はあります。**

【1】黒く固い便。おなかが張る
【2】便秘と下痢を繰り返す。腹痛があることもある
【3】便が固く、排便時に痛みがある

いわゆる便秘は、これら**【1】**～**【3】**のいずれかです。あなたのタイプはどれでしょうか？


【1】の「黒く固い便でおなかが張る」タイプの便秘は、腹筋が弱い女性にもっともポピュラーに起こる便秘で、「弛緩性便秘」といいます。

すっきり排便するために必要な蠕動《ぜんどう》運動は、筋肉が起こすもの。しかし、ダイエットや、タンパク質不足などによって筋肉が少ないと、この便秘になります。

のちほど書きますが、「たくさん食べないと、たくさん出ない」ので、食事量が少

ないと、便が固形になる材料が乏しくなります。**筋肉がないことと、食事の量が少ないとのダブルパンチで排便までに時間がかかり、長時間腸内に便が滞在すると、水分が奪われてどんどん固くなります。**固い便を外に出すのは、より難しく、出しても残便感があります。

【2】の「便秘と下痢を繰り返す」タイプはけいれん性便秘といって、**【1】**と逆で、大腸が過剰に運動している状態です。**便が水分を十分に吸収する前に、過剰な蠕動運動が起こって下痢となってしまうのです。**

胃腸が動きやすい食後に、おなかが痛くなるケースもあります。精神的なストレスが主な原因ですが、下剤や食物繊維のとりすぎが引き起こすこともあります。

そして、**【3】**の原因は便が肛門付近まで下りてきているにもかかわらず、便意を感じにくくなっていることです。特に女性は、職場など外での排便を避けがち。長く便意を無視していると腸は刺激に慣れてしまい、次第に脳も排便の命令を出さなくなるため、便意自体を感じにくくなります。便がもっとも固くなってしまうタイプで、真っ赤になって力んでもおなかには力が入らず、出ないタイプです。

【1】〜【3】のタイプの便秘には、それぞれ違う対処法があります。

自分がどのタイプの便秘なのかを知らないと、間違った対処法でますます悪化させるので、気をつけましょう。しかし、今日は【1】だけど、来月は【2】ということもあります。その時々に変わることもあるので、こまめに自分の状態を把握しておきましょう。

なお、たまに聞くのが、旅行などの環境の変化にともなう便秘ですが、これは一時的なものであり、一過性ですので心配しなくて大丈夫。生活リズムが落ちつけば自然に解消されます。

便秘に効くのは、野菜？ 海藻？

ここでは、タイプ別に便秘の解消方法をお教えしますね。

まず、【1】の「黒く固い便」の便秘の人に効果的なのは、野菜やきのこです。「不溶性の」食物繊維といわれるものをたくさんとりましょう。つまり、よく「便秘に効く」といわれているおなじみの食材がいいでしょう。食物繊維は、腸を刺激します。

その結果、腸の蠕動運動が活発になります。こうすることで固まり、また腸が動きだしてきちんと下に送りだすので、すっきり爽快に出てくるわけです。不溶性の食物繊維とは、その名の通り、「水に溶けない食物繊維」です。さきほどのきのこや野菜全般だけでなく、豆類やイモ類、シリアルや小麦ふすまなどにも含まれます。

【2】の「便秘と下痢を繰り返す」、大腸が過剰に動いている便秘の人がとりたいのは海藻と果物です。【1】とは逆で、水に溶けるタイプの食物繊維が効きます。これらの食物繊維は、水溶性の食物繊維といわれ、水を含むので、腸に刺激を与えません。そして、便秘の間は便に水を与えてくれます。**ドライフルーツや、海藻サラダ、フルーツをたっぷりとるのが効果的です。**

気をつけたいのは、自分のタイプには効かないものを過剰に食べてしまうこと。【2】のように、大腸の蠕動運動が過剰になっているのに、「野菜やシリアルを食べなきゃ」と、蠕動運動をさらに活発化させる食物繊維を多くとってしまうと、余計にけいれんを強めてしまいます。逆もそうです。便秘がなかなか治らない人はタイプが違うことを疑ってもいいかもしれません。

ちなみに子どもの便秘のほとんどは【2】のタイプ。お母さんが便秘によかれと思って、毎朝食物繊維がたっぷりのシリアルを与えたら、悪化したというケースがよくあります。

【3】の「便が固く、排便時に痛みがある」タイプは、食事よりも行動を変えれば治ります。

【3】の原因は便意を無視していること。朝に時間がなくて便意に気づかなかったり、外で便意に気づいても、ゆっくり排便できなかったりして、夜まで便意を無視し続ける。こういうことが続くと、便意を感じなくなるのです。

この解決策は、毎朝時間をとることです。すっきり生活に向かって、朝の時間を確保しましょう。

たくさん食べなければ、たくさん出ない

老廃物を出すには、便以外にもうひとつの方法もあります。

【1】便として出す
【2】汗や尿として出す

この2つを出す力が弱いと、老廃物が体に溜まります。腸の環境が悪くなるわけで

すから、「肌荒れ」を起こしたり、汗や尿が出ないことで「むくみ」などになったりします。また、「セルライト」も、老廃物のかたまりだといわれています。

老廃物を体の外にすっきり出すことができると、肌荒れやセルライトとは無縁になります。逆に言うと「排泄」がうまくできないと、たちまち老廃物が溜まります。


便秘について覚えておいてほしいのは、「たくさん出す」ために、「たくさん入れる」こと。つまり、たくさん食べないと、たくさん出ないということです。

便秘の人は、おやつをよく食べる人が多いです。これは、おやつを食べることによって、本来の食事の量が減っているということ。**食事そのものの「カサ」が、快適な排便には必要です。**たくさんといっても、無理して食べなければいけない、ということではありません。何度も言いますが、3食きちんと食べることを心がけるだけです。

人は、体に取り入れたものを、何か自分に有益なものに変えて、その残骸を体の外に便や尿や汗などによって出していきます。これは、自分の意志ではなく、体が自然にしている「代謝」です。

筋肉の項目に書きましたが、体に入れるカロリーを抑えれば抑えるほど、体が危機を感じて代謝をセーブしてしまいます。自分の体が1日に消費するカロリーを抑えてしまうのです。もちろん、代謝が落ちると、消化できる能力も落ちてしまいます。発汗量や、排尿の回数も少なくなります。

腸の蠕動運動も、筋肉によるものです。筋肉が減ると、出すべきものを出す力も減っていきます。排泄も、まず「代謝」を上げることから始まります。だから、まず3食きちんと食べましょう。

無理に汗をかくデトックスは逆に体を弱める

排出で気をつけたいのが「出す」だけに注力しないこと。ここ数年、マラソンを代表としたスポーツブームです。また、美容のために半身浴やサウナなどで汗をかくのもはやっていますし、デトックス作用のあるお茶も人気です。

しかし、汗によって排出できる老廃物はごくわずか。そのため、発汗がデトックスになるとは言い切れません。老廃物を出すには、排尿と排便がいちばん！　無理に汗をかくと、「本来は体にあるべきだった貴重なミネラル」も出てしまいます。**3食食べて、体温と基礎代謝さえ上げておけば、無理に出さなくても自然に汗をかけます。**

私たち日本の女性のエネルギー摂取量は、発展途上国と同じくらいしかありません。そんなに少ないエネルギーで長距離を走ったら体のあちこちが故障してしまいます。フィットネスで激しく動くプログラムも同じです。特に痩せている人は貧血の傾向にあるので、発汗や着地の衝撃でヘモグロビンが壊れてしまう「スポーツ貧血」となって、貧血に拍車がかからないか心配でハラハラするばかり。**不調解消のために「まず運動！」は完全に間違った選択です。**

きちんとした食事をして、便通のために「カサを増やす」ことを考えてください。不調をなんとかしたいなら、まずは3食きちんと食べましょう。マラソンやジョギングで「どんどん出す」のは、しっかり食べて適正な体格になってからにしましょう。

日和見菌に善玉菌として働いてもらうのが便秘解消のカギ

もうひとつ腸にとって、とても大切な細菌についても知っておきましょう。
よく言われる腸内細菌ですが、これらは大きく3つに分けられます。それは、善玉菌、悪玉菌、日和見菌です。日和見菌とは、その名の通り、善玉菌が多いときは善玉菌と同じ働きをし、悪玉菌が多いときは、悪玉菌と同じ働きをすることです。そして、この3つの中でいちばん多いのは日和見菌で、全体の約80％を占めます。

腸内環境をよくするには、この「80％の日和見菌」にいい働きをしてもらうことに

かかっています。つまり、ずっと善玉菌を優位にしておくのが理想です。そうすることができれば、老廃物がすっきり出て、肌がきれいで、痩せやすく、幸福ホルモンとも呼ばれるセロトニンも出やすい、最高の環境をつくれることになります。

生まれたばかりの赤ちゃんは90%が善玉菌です。ですが、善玉菌は歳をとるほどどんどん減って、20歳を過ぎる頃には、善玉菌、悪玉菌がそれぞれ10%、日和見菌が80%になっているのです。

ちなみに善玉菌の種類は、人によって違い、100種類から1000種類あります。子どもの頃、どのくらいの菌の種類を取り込んだかによります。大人になって、自分が持っている菌と同じものを取り込めれば増えるので、自分に合ったものを食べるのがいちばんだといわれています。ただ、菌は人それぞれ、指紋並みに違います。親や兄弟ともかなり違います。自分が持っている菌を知りたければ、腸内菌解析サービスというものがあるので、調べるのも面白いでしょう。

漬物を「お米」と一緒に食べるのが便秘に効く

腸内環境をよくする方法は3つです。簡単ですので、ぜひ習慣にしてください。
まずひとつめは「プロバイオティクス」。これは、外から菌を取り入れる方法です。
菌はヨーグルトなどの乳酸菌や、味噌や漬物、キムチなどの発酵食品を食べることで増えます。便の3分の1は腸内細菌です。その数はとても多く、わずか1グラムの便に100～1000億個もの腸内細菌が含まれています。覚えておいてほしいのは、菌は取り入れても、そのまま腸内細菌になるわけではなく、腸内環境を刺激して出ていくだけ。しかしこの刺激が大切で、これを受けることで、腸内環境がよくなるのです。取り入れた菌は、体に永住することはなく、毎日便として出ていきます。それほど入れ替わりが激しいということなので、発酵食品を毎日食べて、腸に善玉菌を届けることが必要です。よく、ヨーグルトに「1日ひとつ」とパッケージに書いてあるのは、そのためです。

ここでおすすめなのが、特に日本の発酵食品です。発酵食品は善玉菌を本当によく含んでいる優秀な食べ物です。人間の腸内細菌は、3日ですっかり入れ替わると言われていますので、**味噌や漬物、鰹節などを毎日少しずつでもいいので食べるのを習慣化しましょう。**

ちなみに、「味噌汁を沸騰させると含まれる善玉菌が死んでしまうからダメ」という説がありますが、最新の研究では重要なのは菌の生死ではなく、菌自体が持つ細胞やDNAの成分であることが分かりました。つまり、死んだ善玉菌も腸内で善玉菌を増やすので、沸かしても効果はあります。

善玉菌にはできる限り繁殖してもらいたいですよね。そのための方法が、菌を入れるときに「エサも同時にあげる」ことです。これが2つめの方法で、「プレバイオティクス」というものです。

そのエサとなるものが、食物繊維と糖質です。食物繊維と糖質がくっついた代表的な食べ物は何だと思いますか？　お米ですね。つまり、炭水化物です。腸内細菌にとっては、炭水化物がエサで、これがあると繁殖ができます。オリゴ糖もそうです。ヨーグルトと一緒に食べるのは、理にかなっているのです。よく、「炭水化物抜きダイエットをしたら肌が荒れた」という話を聞きますが、エサがないため、腸内の善玉菌が減ったことが影響していると思われます。

特に、冷えたごはんは難消化性でんぷんというものがとても増えます。でんぷんが増えるということは、食物繊維と糖質の両方が増えるということなので、便秘に最高です。お茶漬けなどにして食べるのもおすすめです。

ここまで、とても簡単ですね。**善玉菌が含まれているものを、後述する血糖値に気をつけて炭水化物と一緒に食べるといいだけです。**

いつも違うものを食べようと心がけることでも、便秘はよくなる

腸内環境をよくする最後の3つめの方法が、「バイオジェニックス」というものです。

これは、腸内細菌に直接働きかけるものではありません。しかし、腸内環境をより

よく保ってくれることが分かっている、最新の学説です。

直接の因果関係は複雑なのですが、はちみつや、魚に含まれるDHA類、緑黄色野菜、ココアやチョコレートなどのカカオを食べることが、腸の環境を快適にすると分かっています。これらは、腸の中からではなく、外側から腸内環境をよくするものです。

ここから分かるのが、腸にとっていちばん必要なのは多様性であること。毎日毎日、腸の中はものすごいスピードで入れ替わっています。そこで、毎日同じものを食べることはよくありません。季節の魚や野菜など、旬のものや、違う色のものを食べることが大切なのです。

今日は何食べよう、などとスーパーで迷いながら昨日と違うものを手に取ったり、外食では家で食べないような料理を頼んだり、いろいろな国のレストランに行ったりしてみることも腸内環境にとってはとてもいいことですよ。

オリーブオイルをスプーン一杯でつるんと出る

マグネシウムとカルシウムも、腸のためにおすすめします。これらは、筋肉を動かすミネラルで、腸の蠕動運動にも必要です。病院で処方されるお通じの薬も、酸化マグネシウム。**マグネシウムは豆腐のにがりや雑穀、海藻にも含まれています。**現代の女性はほとんどとれていないものなので、ぜひとってください。

また、オリーブオイルをスプーン一杯とるのも効果的。つるんと出してくれます。排便には油分も必要です。サーモンや他のオイルでもいいですよ。

寝ている間が「空腹」だと便秘にいい

便は、「毎朝すっきり出る」が理想的。「3日間お通じがないと便秘」といわれていますが、本当のところは、はっきりとした定義はありません。でも、食べたら食べた分だけ出すのがいいですよね。

便秘が治らないという方、もしかして朝起きたときに「胃がもたれている」ことはありませんか?

便を出すには「空腹の時間」が必要です。空腹になると、「モチリン」というホルモンが出ます。このホルモンは、腸の蠕動運動を促します。そのため、ひっきりなしに食べたり、無理してたくさん食べたりして空腹の時間がないと、便秘につながるのです。

ただ、起きている間に「おなかぺこぺこ」という時間をつくると、その後に何か食べ物を食べたときに血糖値が急上昇しやすくなり、体が焦げて老化の原因になります。体の焦げについては、のちほど詳しく説明しますが、空腹にするのは、1日8時間が目安です。空腹は、「夜寝ている間」にしましょう。

夜に快適に過ごすには、消化にいい料理を食べ、ちょうど就寝中が空腹時間にあたるようにしましょう。それができれば、朝起きてスムーズにお通じがあるばかりか、すっきり快適な目覚めにもなります。**「寝る前に消化が終わるものを食べる」のがいちばんの秘訣。**

夜ごはんは習慣ですので、なかなか難しいかもしれませんが、便秘で悩んでいるなら、少しの間努力して夜ごはんを早めに食べるのはありですよ。

recipe

4

不溶性の食物繊維！
ごぼうとエリンギのきんぴら

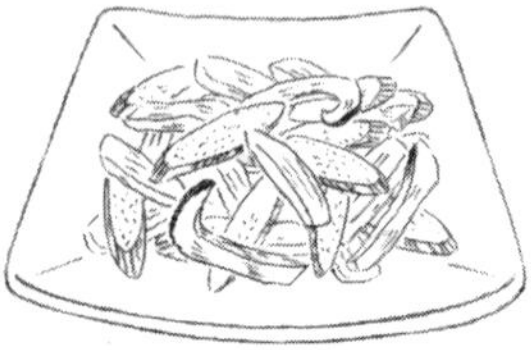

［ 材料 ］2人分

ごぼう（市販のささがきでも可）‥150g（約中1本）
エリンギ……………… 2本
オリーブオイル …… 小さじ1～2

A
しょうゆ …… 大さじ1
きび砂糖 …… 小さじ2
酒 ……………… 大さじ1

［ 作りかた ］

1. ごぼうはたわしで洗い、薄切りにする（市販のささがきごぼうは、さっと洗い水気を切る）。エリンギは長いものは横半分に切り細切りにする。
2. フライパンにオリーブオイルを入れ、中火でごぼうを入れ炒める。ごぼうに火が通ったらエリンギを入れさらに炒める。
3. ごぼうが柔らかくなったら**A**を入れ、蓋をして弱火で味を含ませる。汁気がなくなったら火を止め皿に盛る。

水溶性の食物繊維がとりたい人は
こんにゃくとわかめの炒め物

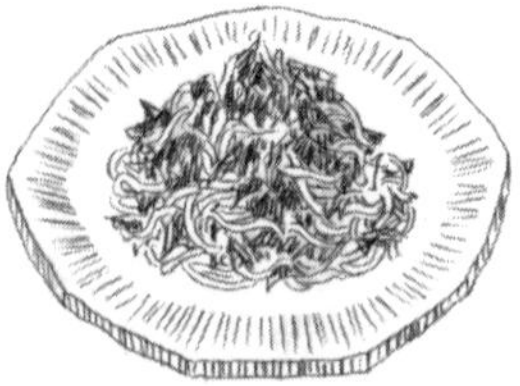

［ 材料 ］2人分

糸こんにゃく（黒）1/2袋
わかめ（塩蔵または乾燥）……………… 戻して50g
オリーブオイル 小さじ1
酒 …………………… 小さじ2
オイスターソース …………………… 大さじ1
いりごま（白）… 小さじ1
一味唐辛子 …… お好みで

［ 作りかた ］

1. 糸こんにゃくは熱湯でさっとゆで、食べやすい長さに切る。わかめは戻し食べやすい大きさに切る。
2. フライパンにオリーブオイルを入れ熱し、こんにゃく、わかめを加え炒める。
3. **2**に酒、オイスターソース、ごまを入れ全体を混ぜ完成。お好みで一味唐辛子をふる。

recipe

5

食物繊維とタンパク質が豊富
豆とおからのポテサラ風

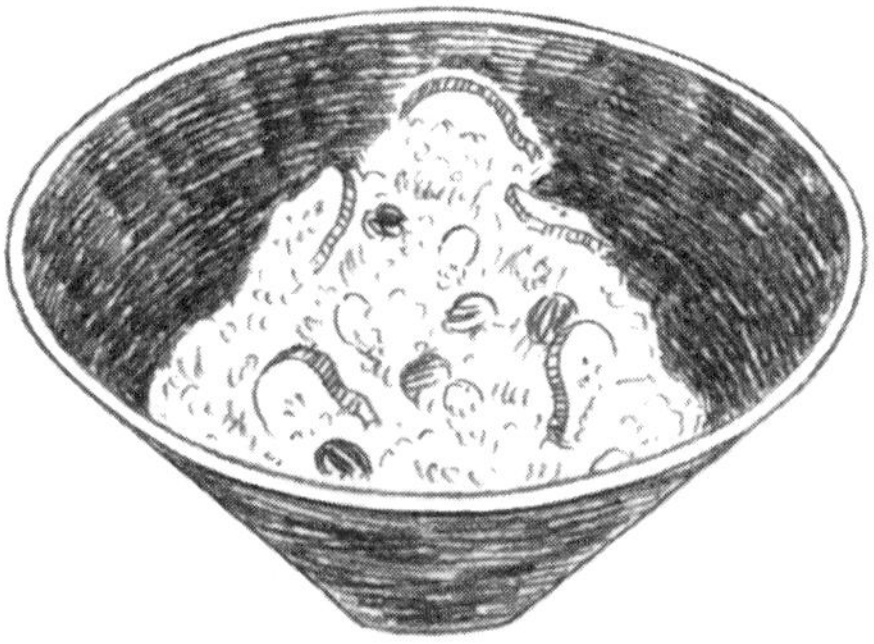

［材料］2人分

おから（生）……200g	A	オリーブオイル……大さじ1/2
絹ごし豆腐……1/2丁（150g）	A	塩麹（なければ塩少々）……小さじ1/2
ミックス豆……1缶（約100g）	A	ヨーグルト（無糖）……小さじ1
ゆで卵（市販のものでも可）1個		
きゅうり（あれば）……1/2本		

［作りかた］

1. きゅうり（あれば）は2mmの小口切りにし、ゆで卵はみじん切りにする。

2. ボウルにおからと絹ごし豆腐を入れ、豆腐をつぶしながら混ぜ、**A**を加えてさらに混ぜる。

3. **2**に**1**のきゅうり、ゆで卵、ミックス豆を加えて和える。

「アイスクリーム」が食べたくなる人は貧血を疑おう

私たちの調べでは、20代、30代女性のうち、92％が鉄分不足でした。つまり、日本の女性で鉄分を十分とれている人は、ほとんどいないのです。その上女性は生理があるので、毎月大量に血を流します。たとえば、尿・汗・皮膚からおよそ鉄分が1日1ミリグラム失われるのに対し、生理中は22・5ミリグラムも失われます。

鉄分は、血液の中にある、「ヘモグロビン」というものの材料です。ヘモグロビンは、酸素を運ぶ乗り物の役目をしており、体中の隅々に酸素を届けています。

人の体は酸素で動いているので、ヘモグロビンが少なければ、体中に酸素が行きわたりません。そのため、ヘモグロビンのもとになる鉄分が少ないと「朝から何だか疲れている」「いくら寝ても疲れがとれない」となってしまいます。疲れやすい人は、まず貧血を疑いましょう。

貧血は、疲れだけでなく、精神的なアップダウンや冷え性、PMS（月経前症候群）の悪化、寝起きが悪いなどのもとにもなります。特に脳は酸素の不足が影響しやすく、頭痛の原因にもなります。耳鳴りやめまい、立ちくらみも貧血によって起こるものです。

その上、鉄分がなくなると、メンタルにも大きな影響を受けます。元々体に疲れが溜まっていたり、頭痛や肩こりなどでつらかったりするときに、何か心にダメージを与えるような出来事が起こったら弱くなりますよね。なんとなく気分がすぐれない、不安だ、という人は、鉄分をとることでよくなったりします。

ほとんどの女性は鉄が足りていないのですが、鉄分がかなり少なくなっていることがすぐ分かる、簡単なことがあります。それは、夏場以外にも「アイスクリームが無性に食べたくなる」かどうか。**特に、真冬でもアイスクリームが無性に食べたくなる**

人は、鉄分不足の可能性が高いです。

というのも、鉄分が足りなくなると「とにかく冷たいものを食べたい」となるのです。

妊娠するとたくさんの氷を食べ続ける人がいますが、「氷食症」といって貧血の症状のひとつです。

それに加えて、体は疲れを感じると、酸素が足りない重たい体と心を、「甘いもので一時的に血糖値を上げて元気を出そう」と、てっとり早く甘いものと冷たいものが混じったアイスクリームを食べてしまうのです。貧血の人は、アイスクリームだけでなくケーキなどの洋菓子や炭酸飲料の摂取も、人一倍多いことが分かっています。

「アイスクリーム依存症」などというとなんだかのどかに聞こえますが、これが続くのは危険です。なぜなら、血糖値が急に上がって乱れると、疲れやすくなったり、日中眠気に襲われたり、メンタルや集中力に波が起きやすくなることもあります。

ほとんどの女性が鉄不足ですので、アイスクリームが食べたくならない人も、鉄は意識してとって、損はありません。

「貯蔵鉄（フェリチン）」の存在を知っておく

体の中にある鉄分のすべてが、酸素を運ぶ「ヘモグロビン」をつくっているわけではありません。ヘモグロビンになるのは、鉄分のうちの大体70%です。残り30%は貯蔵鉄（フェリチン）という形で、主に肝臓に溜められます。**読んで字のごとく、貯蔵されるための鉄です。**

ヘモグロビンは、月経やケガなどでどんどん減るので、もしものときのために、不足分を貯蔵鉄から補えるようにしているのです。ちなみに、めまいや立ちくらみは、すでに貯蔵鉄からも補えない状態。こうなったら最終ステージとも言えるので、必ず病院で鉄を処方してもらってください。

貯蔵鉄も、女性はとても少ないです。男性の貯蔵鉄が139であるのに対し、女性はなんと22・5〜22・7しかありません。次の項でお伝えする鉄分のとり方をよく知って、意識して取り入れましょう。（※）

貯蔵鉄の量は、1回1500円程度で調べられます。健康診断を受けるときは「フェリチン」の項目を追加すると簡単です。一度調べておけば、自分のフェリチン（貯蔵鉄）がどのくらいあるか分かります。

健康診断でヘモグロビンの量が問題なくとも、フェリチンが底をつきかけている女性は多く、「隠れ貧血」の女性がなんと3人に1人もいるというデータが出ています。データからも、ほとんどの人のフェリチンは足りないと思われるので、毎食「鉄分」は心がけてください。

海外ではフェリチンの値が60を下回ると、鉄剤処方の対象になる国もあります。また、妊娠、出産時に貯蔵鉄は大幅に減るので、妊娠に備えたい人は50は超えたいところです。

ちなみに、たまに多すぎる人もいます。月経不順や無月経（もしくは生理不順）、あるいは何かしらの病気の場合です。貯蔵鉄は腫瘍マーカーでもあり、病気の場合はケタ違いに高くなります。白血病やガンなどの疑いが出てきます。

国民健康・栄養調査によると、なんと10以下の女性がいちばん多いことが判明しています。心配なら、健康診断のタイミングで、自費で追加してみてください。簡単に調べることができますよ。

それではいよいよ、鉄分の取り方について、次の項でご紹介します。

※　貯蔵鉄の単位はng／ml

最高のパフォーマンスのためには、牛肉

とんでもなく女性に足りていない鉄分ですが、やはり毎日の食事からとるしかありません。鉄分を多く吸収できるものは、赤身の魚と牛肉です。

昔は「鉄分といえばひじき」といわれていましたが、最近、植物に含まれる鉄分の吸収率は肉に比べて低いことが分かりました。意識して食べても、5％だけとかなり低いのです。一方、動物性の鉄分の吸収率は、その4倍の約20％です。

しかもひじきは、昔は鉄鍋で調理をしていたので鉄分の値が高かったことが明らかになり、ひじき自体に含まれる鉄分自体はかなり少ないことが分かっています。ですので、やはりおすすめなのが肉と魚。動物性の鉄分は「ヘム鉄」と呼ばれます。

特にいいのが「赤身」。マグロやカツオは代表格です。また、肉ならば牛肉です。牛肉に含まれる鉄分の量は圧倒的で、鶏肉や豚肉よりも多いです。**鉄分はスタミナのもとですので、疲れにくい体になりたいなら、ぜひ食事に加えましょう。**部位はやはり赤身が多い部分。ロースやフィレがおすすめです。

ただし、「絶対、赤身じゃなきゃダメ」というわけではありません。卵や貝、白身の魚にも鉄分は含まれています。忙しくて料理をする時間がなければ、鰹節や煮干し（おやつやおつまみのピーナッツ小魚でも）、ツナ缶などでも十分ＯＫです。

長生きしたいなら「動物からのタンパク質」

日本で100歳を超えている人たちは、1度の食事で食べるタンパク質の量が普通の人よりもかなり多いことが分かっています。特に肉や魚からのタンパク質を多くとっており、全タンパク質中の60%近くです。

これは日本人の平均値（52〜53%）よりも高いです。また、魚介類、肉、大豆、卵を毎日2回以上食べている人が、100歳の人は5割以上います。

私たちの血液の中には「寿命予測マーカー」とされているアルブミンというタンパク質があります。**この値が低いほど病気や死亡率が高まるのですが、肉にはこれを高める力があります。**胃の項目で、肉を消化できる胃を持つ人は長生きすると書きましたが、やはり適度に肉を食べることはとても大切です。

食後30分以内にコーヒーを飲むと、植物性の鉄分は台なしに

鉄分に関してもうひとつ気をつけてほしいことがあります。それは、食後30分以内にタンニンを含むものをとらないこと。せっかく食事で鉄分をとっても、タンニンがあると鉄分が吸収されなくなってしまいます。

タンニンとは緑茶に含まれる渋みの成分として有名ですが、コーヒー、紅茶、緑茶、ウーロン茶、ダイエット茶などに含まれています。タンニンを食後30分以内に体内に入れてしまうと、鉄分を体に吸収しようとする働きを邪魔してしまうのです。

「えっ、大体の飲み物に含まれている！」と思うかもしれません。しかし、安心してください。タンニンの影響を受けるのは植物性の鉄分です。肉や魚からとった動物性

のヘム鉄は影響を受けません。その意味でも、やはり鉄分は肉や魚からとるようにしたいものです。そうはいっても、せっかく食べた野菜からの鉄分も、きちんと吸収したいもの。**食後はほうじ茶や麦茶にしましょう。これならタンニンが含まれていないので、食事中でも食後でも好きなときに好きなだけ飲めます。**

家で緑茶を毎日大量に飲んでいるお年寄りの場合、貧血で倒れることもあります。タンニンを含む大量の緑茶のせいで、鉄分がほとんど体に吸収されないのです。私のクライアントの中にも、毎食後にダイエット茶1リットルを飲んでいたら、それだけでひどい貧血になっていた女性がいました。

また、鉄剤を毎日適量以上に飲んだりして、過剰摂取することも問題です。こうすると、体の中でサビついたり、肝臓に蓄積されて病気になってしまうケースもあります。

寝起きがすっきりしないのは、貧血のせい

貧血といえば「めまい」や「立ちくらみ」をイメージしませんか？　さきほども言った通り、それらはかなり末期の症状です。実際に貧血になっている人で、このような自覚症状がある人はほとんどいません。

でも、体には確実に貧血のサインがあらわれています。

特に注意したいのは「爪」と「髪」です。

爪も髪も血液からできているので、貧血になるとまず変化があらわれます。爪なら

「柔らかい」「欠けやすい」「伸びない」が危険信号。「最近、よく服に割れた爪が引っかかる」「爪を切る回数が減ったような気がする」と思ったら、鉄分の多い赤味の肉、魚を食べましょう。

髪は中国語で「余血」と書きます。つまり「余った血からつくられたもの」という意味。ですから血が足りなくなる（＝貧血になる）と、たちまちダメージがあらわれます。「切れやすい」「細い」「抜けやすい」といった場合は、貧血になっているかもしれません。また、母乳も「白い血液」といわれますが、お母さんたちも産後に大量の抜け毛に悩まされます。

貧血があると寝起きも悪くなります。鉄分不足で全身の疲れた細胞に酸素が行きわたらず、6時間たっぷり寝てもしんどいという状態になってしまうのです。

たかが貧血、されど貧血。貧血のせいで限られた人生の質がどんどん下がります。**最高のパフォーマンスのためには、鉄分（肉と魚）をとること。**すぐにでも実践しましょう！

貧血もおなかが空かない原因になる

女性が貧血を改善しにくいのは、貧血特有の負のスパイラルがあるためです。これを改善しようとしっかり食事をとりたくても、貧血が食欲不振を招くこともあります。

鉄は健康な胃の粘膜をつくるのに、欠かせない材料でもあるからです。

鉄分が不足するとまず食道の粘膜が縮こまり、ゴックンと食事を飲み込むことが億劫になります。口内炎や舌炎といったトラブルも増えやすくなり、食事から遠ざかるのです。結果として栄養不足に拍車がかかり、どんどん低エネルギーの状態になります。そのため疲れやすく、人生が低空飛行になってしまいます。

もちろん食事が少なくなると、骨密度や女性ホルモンも低下しがちです。たかが貧血と甘く見ないようにしましょう。

最近ではFe（鉄）入りのお菓子がずいぶんと増えてきました。最近、肉や魚は飲み込みにくいし食べにくいと感じているならば、まずは飲料やおやつを利用して鉄分の量を増やしましょう。こうしてこまめに溜めても、生理がくればまたまとまった量が出ていくので、サプリメントもおすすめです。

column #2

将来、赤ちゃんが欲しい人は、賢く鉄分をとっておく

私が主催するセミナーや「まるのうち保健室」で、将来妊娠を考えている方がいたら、私は「まず鉄分を溜めてください」と言います。妊娠・出産にとって、鉄分の大切さは計り知れません。

生まれてくる赤ちゃんの体内の鉄の量は、お母さんの体内の鉄の量と比例するからです。つまり、お母さんが貧血だと、赤ちゃんも貧血で生まれてきます。

さらに、貧血の女性から生まれる赤ちゃんは、貯蔵鉄が不足しているだけでなく、骨を育成するのに欠かせないビタミンDも不足させやすいことが分かっています。覚えていますか？　骨のところに出てきた、「日光に当たるとできるビタミン」です。

恐ろしいのは、ビタミンDが不足すると、骨が歪曲する「くる病」につながること。現に今、子どもたちの間で急増していますが、特にベジタリアンの女性の

子どもがかかりやすいことから、妊娠前のお母さんの食生活の影響は大きいのです。

妊娠前の鉄不足は、そのまま赤ちゃんに影響するので、予定している人も、今その予定がなくても、子どもが欲しいと思っている人は、鉄分を意識しましょう。

妊娠をすると、血液の量が1・5倍に増えるので、ただでさえ鉄分が不足しがちです。出産時には、多くの出血があるので、貯蔵鉄が40くらいある人でも出産直後は10くらいまで減ってしまいます。（※）

すでに書いたように、日本の女性の貯蔵鉄は平均で22くらいしかありません。

生まれてくる子どもだけでなく、お母さんにも深刻なダメージを与えます。

まず、大きく体を回復しなければならない、それこそ酸素が全身に必要な時期に血液が栄養不足だと、なかなか回復しません。しかし、母乳は出し続けなくてはなりません。母乳も血液からつくられているので、ここでも血液が出てしまうのです。そして、貧血の状態がずっと続くと、赤ちゃんの世話が負担に感じるようになります。また、鉄分が不足してメンタルのコンディションも悪化し、産後うつも起こしてしまいます。人生でいちばん幸せなはずの時間が、とてもつらい時間となってしまうのです。何を置いても、お母さんには鉄分が必要です。

※ 貯蔵鉄の単位はng／ml

recipe

6

鉄分がチャージできて骨にもいい
牛肉と小松菜の塩炒め

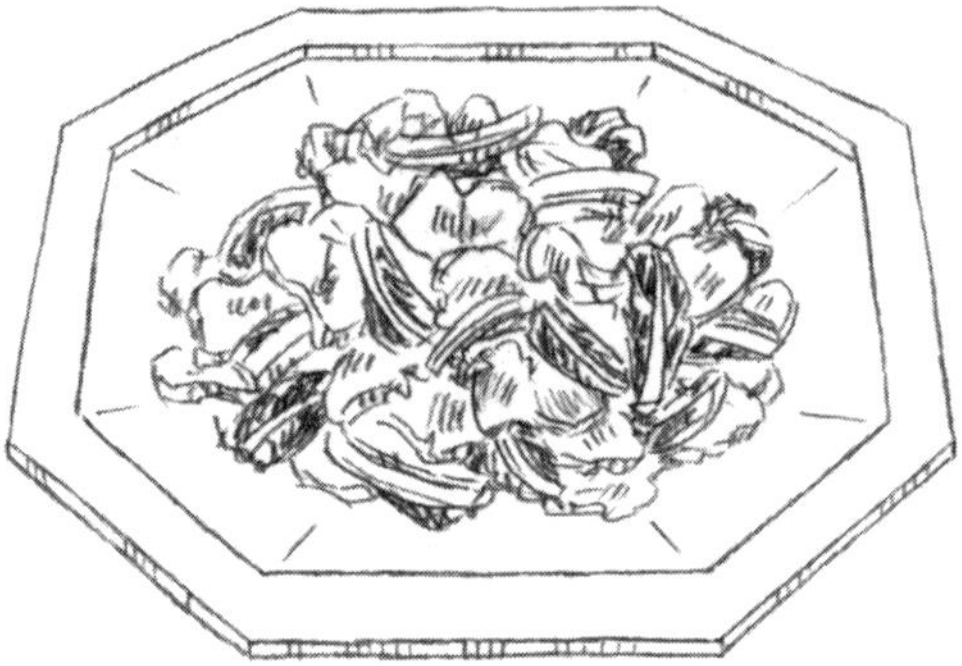

［ **材料** ］ **2人分**

牛肉
（もも肉など脂の少ない部位）
…………………… 200g
小松菜 ……………… 1/2把
にんにく ……………… 1片
なたね油 ………… 小さじ1
塩・こしょう ………… 少々

［ **作りかた** ］

1. 小松菜は5cmくらいの長さに切る。にんにくは薄切りにする。牛肉は大きければ食べやすい大きさに切る。
2. フライパンになたね油を入れ熱し、にんにくを入れる。にんにくの香りが油に移ったら、牛肉を入れて炒める。牛肉に火が通ったら小松菜を入れる。
3. 小松菜がしんなりしたら、塩、こしょうをふって完成。

子宮の病気を予防するには、ビタミンD

女性には、鉄分のために肉と魚がいいと言いましたが、**子宮の健康のためには、魚を力を込めておすすめします。**なぜなら、魚にはビタミンDも大変多く含まれているからです。鉄とビタミンD、両方を叶えてくれるのが魚です。

ビタミンDは、骨に必要な、あの日光に当たってできるビタミンですね。ビタミンDは、女性の体の中で、卵子が入っている袋である卵胞をうまく育てる役目も持っていますので、妊娠力を高めたい人にもおすすめです。

また、月経周期が長い、短いなどや、PMS、そして排卵障害の改善などにも役立ちます。

ビタミンDが満ち足りている女性はそうでない女性と比べて子宮筋腫のリスクが32%も低く、また、1日1時間以上を外で過ごす女性は子宮筋腫のリスクが40%も低いことも分かっています。朝ごはんに鮭を食べて、午後はテラス席でお茶をするだけで子宮の健康によいなんて、嬉しい話ですよね。

しかし、魚は、20代から30代女性の95%に不足している食材です。私たちの研究で、「実年齢は30代なのに、卵巣年齢が40代だった女性」は、ビタミンDが不足しているのが分かりました。

妊娠中にビタミンDが欠乏すると、赤ちゃんがおなかの中でうまく育たない「不育症」になるリスクがあることも分かっています。**魚を食べ、日光に当たることは女性の体にとってとてもいいことなのです。**魚ほどではありませんが、卵やきのこにもビタミンDが含まれていますのでおすすめです。

日本人の特権、わかめが甲状腺を守る

若い女性に増えている「甲状腺の異常」。甲状腺に問題が起こると、心拍数や脈拍が乱れて、座っているだけでフルマラソンをしているような状態になり、日常生活が送れなくなります。ひどい疲れがなかなかとれなかったり、食事の量と比例せずに痩せたり太ったり、月経サイクルが乱れていたりする人は甲状腺の異常を疑ってみてください。

甲状腺ホルモンの主な材料が、ヨウ素です。ヨウ素は、海藻に多く含まれており、昔の日本の食卓に海藻は切っても切れないものだったので、不足することはまれでした。海のない内陸部の国や州では、海藻はとれないので、世界では、三大欠乏栄養素のひとつとされています。**ですから、ぜひひじきやわかめ、海苔などを味噌汁やトッピングなどで、積極的に食べてください。**

ひとつ気をつけたいのは、ヨウ素は、とりすぎも異常につながることです。といっても、気をつけるのは昆布だけ。昆布は海藻の中でももっともヨウ素が多いので、週に3回以上食べていると、閉経後に甲状腺ガンの可能性を高めてしまいます。わかめはその心配がないため、1日一杯の味噌汁などは最高ですね。特に味噌は、腸にもいいので、味噌汁の習慣は健康のもとともいえます

ビタミンB群がないから、疲れる

「鉄分は、不足すると疲れやすくなる」と書きましたが、「疲れ」の原因は鉄分以外にもうひとつあります。それはビタミンB群の不足です。さきほど、鉄分はスタミナのもとと言いましたが、ビタミンB群は鉄分とは違った角度から体を動かします。**ビタミンB群は、エネルギーを動かすための鍵だと思ってください。**

ビタミンB群は、炭水化物、タンパク質、脂質を、エネルギーに変えるために欠かせない存在です。三大栄養素はガソリンで、ビタミンB群は車のキーのような存在です。つまり、ビタミンB群なしにエンジンはかからないのです。

「ビタミンB群」と「群」がつくのは、ビタミンBには、ビタミンB1、B2や葉酸など、8種類あるからです。それぞれが、自分の受け持ちの栄養をエネルギーに変える役割を担っています。

中でも、特に疲労と根深い関係にあるのが糖質をエネルギーに変えるキーである、ビタミンB1です。ビタミンB1がないと、糖質はエネルギーになり損ね、ただの疲労物質に変わって、疲労感を強めてしまいます。

ビタミンB1も不足しがちであり、特に働く女性の不足率は95%にもなります。しかも多くの女性は、カロリーの約15%をビタミンB1を含まないおやつやお酒からとっているため、エネルギーにならず脂肪や疲労物質になってしまうので、食べれば食べるほど疲れるという悪循環に。だからこそ栄養ドリンクにはビタミンB群配合のものが多いのです。

また、8つあるビタミンB群はお互いを助け合って働いているので、ひとつでも欠乏すると、総合の効果が低くなります。

つまり、ビタミンB群は全部一緒にとるのが、いちばんパワフルに働きます。ビタミンB群は主に、貝類や豚肉、胚芽米や玄米などに含まれていますよ。

肩、腰、目には「貝類」

疲れの代表に、「肩がこる」「腰が痛い」「目が疲れる」といったことがあります。これらは、「筋肉系」の痛み。これらの痛みは、鉄分不足（つまり、酸素不足）からくる疲労感とは別のものです。

筋肉には末梢神経というものが張りめぐらされています。末梢神経とは、筋肉以外にも脳から脊髄まで、体の隅々に行きわたっている神経のことで、体中に情報を伝える役割を担っています。

「肩がこる」「腰が痛い」「目が疲れる」といったこれらの症状は、末梢神経がボロボロになったときに起こります。ボロボロの原因のひとつが、同じ姿勢をずっと続けたときに、筋肉が固まってしまうこと。つまり、デスクワークだとこの状態がいちばん起こりがちです。固まった筋肉が末梢神経を傷つけているのです。

末梢神経を修復するためには、ビタミンB群が欠かせません。さきほども言ったように、ビタミンB群は貝類、豚肉、胚芽米や玄米などに多く含まれています。サンドイッチやパスタは具が少ないので、ビタミンB群は不足しがち。疲れは悪化するばかりです。

デスクワークが多い人は、貝類や豚肉を意識してとると肩や腰、目の疲れに効くでしょう。

腰の痛みは、野菜ばかり食べているから

疲労が「疲れ」を超えて「痛み」に達してしまうことがあります。これを回復させるためには、ビタミンB群の中でも、特にビタミンB12が必須です。体に十分な量のビタミンB12があれば、疲れを感じにくくなります。また、ビタミンB12は「記憶力のビタミン」とも呼ばれており、「肩こり」「眼精疲労」「チクチクとした手足の痛み」に加えて、「物忘れがひどい」という自覚症状がある場合は、ビタミンB12が不足している可能性があります。

ビタミンB12が足りない人には、ある共通点があります。

それはベジタリアンに近い食事をしていること。ビタミンB12も、他のビタミンB群と同じく肉や魚に多く含まれるので、朝はフルーツだけ、昼はサラダだけ、といった動物性タンパク質を食べない人に多くなります。

ビタミンB12をとるのに特におすすめなのが、しじみやあさりなどの貝類。

私も常用していますが、冷凍パックならだしいらずですぐ味噌汁が完成しますし、リゾットなども簡単にできます。外食でも「ボンゴレスパゲッティ」や「あさりの酒蒸し」ならよくありますね。「疲労には意識して貝類」です。

鉄分とビタミンB12は同じような食材に含まれているので、鉄分に気をつけて食べていれば、自然にビタミンB12もとれていることになります。

テカリ肌の人はビタミンB群が不足している

「にきびができやすい」人も、ビタミンB群が不足しているかもしれません。にきびまでいかなくても、脂が浮いてきてテカることが悩みの人もいるでしょう。

こういった脂性の肌は、脂質の新陳代謝がスムーズにできていない状態から生まれます。

糖質や脂質を分解してエネルギーに変えるのがビタミンB群でしたね。**脂肌はつまり、本来ならエネルギーとして燃やされているはずの脂が、ビタミンB群不足でエネ**

ルギーになり損ね、余って肌に出てしまっているのです。

ビタミンB群の中で、脂質をエネルギーに変えるのがビタミンB2です。だから脂肌の対策にはマスト。別名、「美容のビタミン」とも言われます。また、タンパク質をエネルギーに変えるのはビタミンB6。これらは、栄養ドリンクでも肌荒れ対策のサプリメントでもよく使われます。ビタミンB群は美容に欠かせないビタミンです。

せっかく食べた栄養が脂肪にならないためには、ビタミンB群が不可欠です。

私たちの調べによると、肌トラブルに悩んでいる女性は、焼き肉をよく食べる傾向があることが分かりました。これは焼き肉が肌に悪いのではなく、肉を食べることで体にたっぷり取り込まれた脂肪が分解できていないことによります。さきほど、肉にはビタミンB群が豊富に含まれると言いましたが、部位によって少ないので、ビタミンB2の多いレバーやハツなどのモツも一緒に食べましょう。

また、肉で気をつけてほしいのが、消化時間が長いので、腸内環境が悪化しやすいことです。肉は、たっぷりの発酵食品や野菜と一緒に食べましょう。韓国焼き肉は理想的で、ビタミンB2をたっぷり含む海苔を合わせたり、野菜に巻いたり、キムチと一緒に食べたりするので自然にツヤやハリが出て、お肌にいいのです。

実はビタミンB群の中の葉酸、ビオチン、ビタミンB6、ビタミンB2は腸内細菌でもつくれます。赤ちゃんがプルプル肌なのは、ビオチンが多いからです。

「美肌になりたければ、まずは腸内環境から」といわれるのは、このことから来ています。腸内環境がよければ、腸内細菌が肌にいい栄養素を自動的にどんどん生みだしてくれます。プロバイオティクスなどで腸内環境をよくすることも忘れずに。

特に
ビタミンB群を
きちんととれるかは、
「胃」の
健康にかかっている

ここまで読んでいただいて、肉や魚が、栄養がぎゅっと詰まった大事な食材であることを分かっていただけたと思います。「じゃあ、さっそく肉と魚を食べるぞ」と思った方のために、肉や魚のビタミンB群を効率よく体に吸収する方法をお教えしましょう。

ご存知の通り、栄養の吸収率は胃のコンディションに左右されます。その中でもビタミンB群は、顕著に胃に左右されます。

特に左右されるのが、「血」をつくりだす栄養素。赤血球をつくりだす葉酸、ビタミンB12です。また、ビタミンB群ではないのですが、鉄分も胃によって吸収率が左右されます。鉄分は赤血球をつくりだし、体中に酸素を運んで、疲れをとってくれるものでしたね。それらが吸収されないということは、疲れもとれない、ということです。

胃酸がきちんと出ていない人は、これら3つの血に関係する栄養の吸収率がかなり低下します。たとえば、胃炎の人のビタミンB12の吸収率は、健康な人の約3分の1まで下がってしまいます。

つまり、胃が弱っていると、特に血をつくりだす栄養素がとれなくなってしまうのです。最近疲れがとれない人は、前の項目でご紹介した、胃を強くするための食事を実践してください。

お菓子やお酒が体を疲れさせるのは「エンプティカロリー」だから

ビタミンB群の中で、糖質をエネルギーに変えるビタミンがビタミンB1。エネルギーをつくりだすのに欠かせないので、「元気のビタミン」とも呼ばれます。栄養ドリンクや点滴の成分にも欠かせず、疲労回復や美肌に効果があります。

私たちの調べにおいて、女性がもっとも不足していた栄養素がビタミンB1でした。

大正時代に日本では「脚気」と呼ばれる国民病が大流行し、大勢の人が命を落としました。その理由は、当時の豊かさの象徴として、白米ばかり食べるようになったからです。つまり、それまで食べられていた麦飯に含まれるビタミンB1がとれなくなったため、お米の糖質をエネルギーに変えられなかったのです。実は、「世界5大ビタミン欠乏症」のひとつが脚気です。現代日本でも、単身のお年寄りを中心に再び増えてきています。糖質は多くとるのに、ビタミンB1が不足する怖さが分かります。

今、働く女性の多くが、摂取するカロリーの約15%をスイーツやお酒からとっています。これらは「エンプティカロリー」と呼ばれます。**名前の通り「空のカロリー」で、糖質は多く含まれていますが、ビタミンやミネラルなどの栄養素がほとんど含まれていません。**そのため、これらがビタミンB1などの不足によって脂肪や疲労物質に変わってしまうのです。

加えて女性たちの95%はビタミンB1不足。エネルギーに転換できず、疲れは溜まるばかりです。

しかし、お酒を飲むときにそのカロリーや糖質を代謝できていれば問題ありません。シャンパンと牡蠣、日本酒と枝豆というようにカロリーをエネルギーに変える栄養素を含んでいるおつまみを一緒に食べていれば大丈夫。しかし、どうしてもお酒の方の量が多くなりがちで、それらは脂肪や疲労物質になってしまいます。お菓子も、大豆や海藻など、太りにくい食材をベースにつくられていて、エネルギーに変える栄養が含まれていればOKです。

ビタミンB1は体内ではつくれません。そのため、食事からとるしかありません。肉の中でも、ビタミンB1がたくさん含まれているのは「豚肉」や「鴨肉」です。**鉄分不足の女性には「牛肉」をおすすめしましたが、ビタミンB1不足の女性には「豚肉」「鴨肉」がおすすめです。**また、ごはんを炊くときに雑穀や麦を足せば、もっと手軽にビタミンB1をとれます。納豆にもビタミンB1が含まれているので、そこに納豆を足せばさらに多くのビタミンB1をチャージできます。

みなさんの中には「雑穀はモサモサしていて苦手」という人もいるかもしれません。そういう人におすすめなのが「金芽米」。金芽米とは、新しい技術で精米しているもので栄養価の高い外皮が1ミリだけ残されたものです。栄養価が高いのに見た目も食感も白米とほとんど変わりません。ビタミンB1は体内にストックできないので、今日の元気のために、今日食べておきましょう。

豚肉はねぎやにんにくと一緒に食べると長時間栄養が体に残る

ビタミンB1をとるときにひとつ知っておくといいことがあります。ビタミンB1は、水に溶けるタイプのビタミンなので、食べてもすぐに体の外に出てしまいます。そのため、こまめに3食食べておかなければならないのですが、長く体に留めておく裏技があります。

それはにんにくやねぎ類と一緒に食べること。

にんにくやねぎ類の臭いの原因であるアリシンという栄養素が、ビタミンB1とくっついてアリチアミンというものになり、体に長く留まってくれるのです。アリチアミンは、大変疲労回復力の高い物質で、栄養ドリンクもこれをヒントに開発されています。

昔の人たちの食材の組み合わせは賢いもので、「豚の生姜焼き」や「鴨南蛮そば（ねぎと鴨肉）」、「ニラレバ」といった組み合わせは最高です。ビタミンＢ１をしっかり体に取り込んで、かつその効果を最大限に引き出すメニューです。

疲れやすい人や太りたくない人は、「食事にねぎかにんにく」をプラスすることを忘れないでください。

外食でも、焼き肉なら「ねぎ塩」、ファミレスなら「にんにくステーキ」や「生姜焼き」がおすすめ。パンは、精製された小麦を使った普通のパンではなく、胚芽パンにするのもいいですね。麺は、うどんより鴨南蛮そばを選ぶ、薬味を必ず食べるなど、ちょっとした工夫をするだけで、体に取り込まれるビタミンＢ１の量はかなり増えます。

覚えていただきたいのは、ビタミンＢ１のポイントは「糖質とセットで食べる」です。

つまり、うどんは鴨肉や豚肉と一緒に食べます。炭水化物とビタミンＢ１をセットできちんと食べれば、糖質はちゃんとエネルギーに変えられるので脂肪になって太ることはありませんし、のちほど詳しく書くように、体を焦がして老化を進めてしまう「糖化」を防ぐこともできます。

実際にアメリカでは、ビタミンB1入りのうどんなども売られています。糖質はビタミンB1とセットで食べることを忘れないようにしましょう。

recipe

7

肩、腰、目の痛みに

あさりのチャウダー

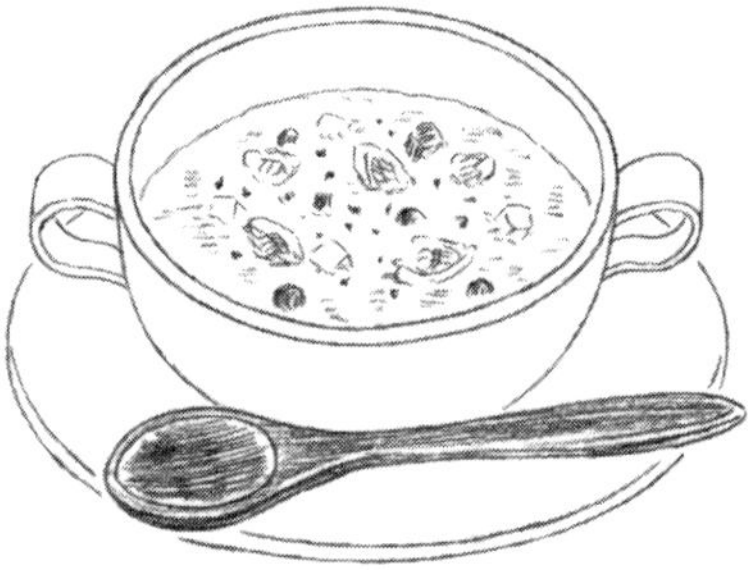

［ 材料 ］2人分

あさり（冷凍）……………… 120g
白ワイン（なければ酒）…大さじ2
玉ねぎ（粗みじん切り）…1/2個
＊手間になる場合はミックスベジタブル（冷凍）50gでも可
塩・こしょう…………………少々
オリーブオイル………小さじ1
コンソメスープ…………200ml
豆乳……………………………200ml
パセリ（あれば）………………少々

［ 作りかた ］

1. 鍋に洗ったあさりと白ワインを入れ火にかける。あさりの口が開いたら取り出す。
2. 1の鍋にオリーブオイルを入れ、玉ねぎ（ミックスベジタブル）を炒める。そこにコンソメスープを加え7〜8分煮込む。
3. 野菜が柔らかくなったら1のあさりを戻し、豆乳を加え3分煮込む。器に注ぎ塩、こしょうで味を整えパセリを散らす。

「朝ごはん」を食べると人生が変わる

「朝ごはん」と「昼ごはん」と「夜ごはん」。

1日の食事の中でいちばん大切なのは、どれでしょうか。

正解は「朝ごはん」です。

ところが、私たちが調べたところ、20代から30代の働く女性の約4割が朝ごはんを食べていないという衝撃的な結果が出ました。

そして、「昼夜の2食しかとらない人」を調査すると、①体脂肪率が高い、②骨量が少ない、③筋肉量が少ない、④「疲れ」や「冷え」「メンタル」の不調が多い、という結果が出ました。逆を言えば、朝ごはんを食べていないことが、この4つのトラブルを招いているのです。

実は、この①~④以外にも、糖尿病からうつ病まで、朝ごはんを食べていないことが原因になりうるのです。もっというと、最新の調査では朝ごはんを食べない人は、高齢になってから脳が萎縮してしまう可能性もあると指摘されています。また、朝ごはんを食べる人の方がスリムで健康で学力も年収も高く、健康であることは数ある研究が証明しています。

なぜ、朝ごはんが体にいいのでしょうか?

それは、私たちの体の中にある「体内時計」が朝ごはんを食べることによって、正常に機能するからです。

体はこの時計に沿って、自律神経や体温や血圧、ホルモン分泌など、1日のあらゆる活動をコントロールしています。「体を修復する時間」「目覚める時間」「そろそろ寝る時間」などがこの時計に沿って決まるわけです。この時計が、地球の時間と同じように時を刻めば体に負担がかからないのですが、時計が狂うと、体が「今はいったい何時なの……?」と混乱し、健康のためにするべき活動ができなくなるのです。

この時計は、大体1日24時間のサイクルで動いているのですが、民族によって1日の長さが異なります。たとえばアメリカ人の体内時計は1日「24時間11分」、日本人は「24時間10分」といわれています。

日本人は普通に暮らしていても、1日に約10分ずつ地球の時間とずれていくということ。1週間で約70分、1ヵ月で約300分（5時間）、1年で約3600分（60時間）もずれてしまいます。

このずれは、要するに「時差ボケ」です。

普通に過ごしているだけでも時差ボケになるのに、不規則な生活ももちろん体内時計を乱します。時差ボケになると、眠いし、体はだるいし、頭はぼーっとするし、つらいものです。この「時差ボケ」が年がら年中続いていると、疲れやすくなり、集中力はどんどん落ちて、ホルモンバランスも乱れます。実際に肥満、糖尿病、うつ病、不眠症は、体内時計との因果関係が大きいといわれています。

このように、何もしなければどんどんずれていくのが体内時計です。それを、毎日きちんと合わせる方法があります。

それが、「朝日」と「朝ごはん」。「朝ごはん」を食べると、体内時計がリセットされ、外の時間に合わせて体の中の朝が始まります。「時差ボケ」にならずに、1日元気に動けるようになるわけです。

体内時計を整えないと健康にはならない

体内時計は「朝日」と「朝ごはん」で動くと言いましたが、実はこの時計はそれぞれにひとつずつあります。体内時計は2つあるのです。

ひとつは「親時計」と呼ばれるもので脳内に、もうひとつは「末梢時計」と呼ばれて全身の細胞内にあります。

脳にある親時計の方は「朝日」で動きだします。

朝、日が昇るにつれて朝日にパーッと当たることで、脳の親時計が動きだします。**朝日をキャッチするとセロトニンと呼ばれるホルモンが脳内に出ます。**セロトニンは幸せを感じる「ハッピーホルモン」で、これがあることで気分よく目覚めることができます。昔から「天気がいいと気分が晴れる」といわれるのも、一理あるわけです。

一方、全身の細胞にある末梢時計は、朝ごはんを食べたときに目覚めます。**外から「物（固形物）」が入ることで、初めて動きだすのです。**

脳と体の時計は別です。朝日を浴びるだけでは体の時計は止まったまま。朝ごはんをしっかり食べることで初めて、腸が排便しようとしたり、腎臓が尿を出そうとしたりして、体内時計がリズムを刻み始めます。

「朝日」と「朝ごはん」。

この2つがセットになってやっと、体の中の2つの時計がリセットされて、外の時間と合い始めるのです。

キャビンアテンダントさんや看護師さんといった、仕事のシフトが不規則な人や夜勤の人は太りやすいというデータがあります。これも「体内時計がずれてしまう」ことが原因です。つまり、「体内時計が24時間でリセットされない」⇓「時差ボケのままで体が目覚めない」⇓「脂肪を蓄えるタンパク質の分泌が乱れる（のちほど説明します）」⇓「太りやすくなる」という悪循環が起きているのです。

また、朝ごはんは、毎日欠かさず食べることが大切です。今食べる習慣のない人は、「毎日なんてとても無理」と思うかもしれませんが、最初はヨーグルトひとつでも、フルーツだけでもいいのです。朝ごはんを食べるよさは、栄養だけではありません。このように、体内時計を動かすことでもあります。

朝ごはんのポイントは、「とにかく毎日続けること」です。朝ごはんを食べると、午前中の集中力にも大きな差が出ることが分かっています。ぜひ、朝ごはんを食べましょう。

朝ごはんに「タンパク質を食べる」と人生の質が高くなる

朝ごはんといっても、一汁三菜などといったしっかりしたものが用意できなくても大丈夫。さきほども言ったように、時間がなければ「バナナ1本」「ヨーグルト1個」でもＯＫ。とにかく何も食べないよりいいのです。**どんなに遅く起きた日でも、食欲**

朝ごはんを食べる習慣をつけましょう。のない日でも、ホルモン分泌や体温などのスイッチを入れるために、少しでいいから

ひとつだけ覚えてほしいのは、「タンパク質を食べる」こと。朝に体に何か入れることで末梢時計が動きはじめるといいましたが、特にタンパク質をとったときに、リセット効果が大きいことも明らかになっています。

また、朝にもしっかりタンパク質をとれば、これまでに説明した通り、筋肉に変わったり、疲れにくくなったりといいことずくめです。

朝簡単に食べられるタンパク質は、ヨーグルト、チーズ、鰹節、ツナ、しらす、たらこ（明太子）、卵など。週末などにスーパーに行ったときに、1週間分買い込んでいつも家の冷蔵庫にあるようにしておくと、時間のない朝でも助かります。

「まるのうち保健室」でおすすめしているのが、「納豆トースト」。こんがり焼いたトーストに、しょうゆで味つけした納豆と海苔を1枚のせるだけ。忙しい朝でも簡単に用意できるし、おいしいし、おすすめです。「目玉焼きトースト」もいいでしょう。

卵はほとんどの栄養素を補ってくれる優秀なタンパク質です。ごはんがあれば、卵か

け海苔ごはんなどは最高ですね。

最近は朝食にスムージーがはやっていますが、野菜とフルーツだけのスムージーではタンパク質が含まれていません。スムージーをつくるなら「ヨーグルト」「豆乳」「豆腐」といった食材をプラスするといいでしょう。


ただ、冬場にスムージーはあまりおすすめしません。

というのも、冷たい飲み物は体を冷やすから。スムージーは、元々欧米から来たものです。欧米人は平均体温が37℃近くあるため、日本人に比べて体が冷えにくいのです。だから、夏でも冬でも朝から冷たいスムージーを飲んで問題ありません。

それに対して、一部の日本人は「冷えやすい遺伝子」を持っていることが分かってきています。冷えが気になる人は、朝ごはんにはスムージーはやめておきましょう。

朝ごはんに魚を食べると、不規則な生活がリセットされる

朝ごはんに取り入れると最強の食材があります。それは、「魚」です。**魚は体内時計を正しく動かして、「時差ボケ」を解消してくれるのです。**特に夜勤の人や、毎朝起きる時間がまちまちだったり、「完徹」したり、自力で体内時計をリセットする自信のない人は、ぜひ魚の力を借りてください。

私は、キャビンアテンダントさんや看護師さん、頻繁に海外出張のあるビジネスマンなどといった職業の人には、「魚を食べて時差ボケを直す」ことを必ず提案します。

いちばん理想的なのは「旅館の朝ごはん」です。焼き魚、味噌汁、惣菜、海苔、納豆、白米が並ぶあの朝ごはんは、魚もあるし、大豆からできた味噌も納豆もあり、タンパク質もたっぷりとれるので、体内時計をリセットするにはもってこいです。

ただ、「毎朝それを用意するなんて絶対に無理！」という人は、鮭フレークやおかかをふりかけたりだけでもOKです。洋食ならツナトーストやツナサラダがおすすめ。さきほどの納豆トーストにしらすをのせてもいいですね。「朝から魚」というとハードルが高そうですが、これなら簡単に食べられます。実は結構すぐに実践できるのです。

また、魚は血糖値をコントロールするホルモンの働きをサポートし、「痩せホルモン」と呼ばれるホルモンを増やして、体内時計の乱れによる体脂肪の増加も抑えます。つまり、太らずいられるのです。**この場合のポイントは、ごはんやパンなどの炭水化物よりも先に魚を食べ始めること。**ぜひ魚を頻繁に取り入れましょう。

recipe

8

朝の体内時計を整える
鮭フレークのオープンオムレツ

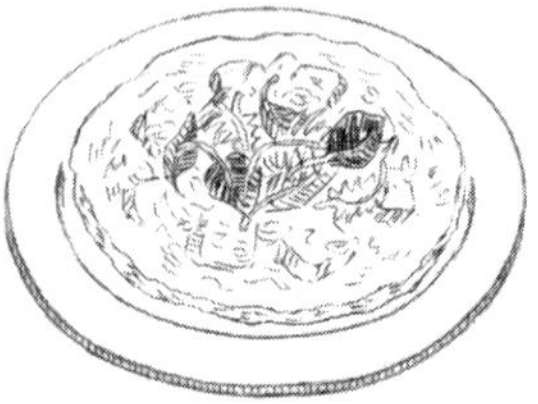

［ 材料 ］2人分

卵……………………………4個
塩・こしょう……各少々
オリーブオイル・小さじ2
鮭フレーク……大さじ4
（ツナ缶や他の魚の缶詰でも可）
カマンベールチーズ 30g
ベビーリーフや貝割れ大根…お好みで

［ 作りかた ］

1. 卵を溶きほぐし、塩こしょうを加えて混ぜる。
2. フライパンにオリーブオイルを入れ熱し、**1**を一気に加えて大きくかき混ぜる。卵が半熟になったら、上に鮭フレークと薄く切ったカマンベールチーズをのせる。
3. 弱火で1～2分熱し、チーズが溶けてきたら皿に盛りつける。ベビーリーフや貝割れ大根などをのせて、お好みでこしょうをふる。

十分なタンパク質&不規則な生活をリセット
ツナ・アボカド・しらす丼

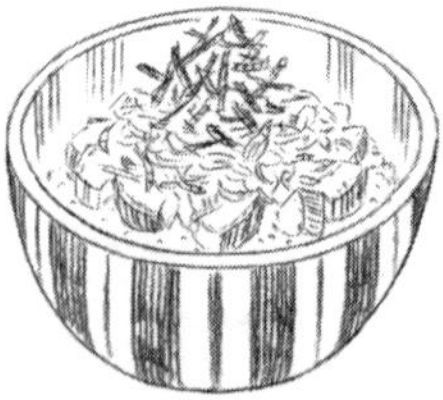

［ 材料 ］2人分

ツナ缶 ………………… 2缶
アボカド ……………… 1個
しらす ………………… 40g
しょうゆ ………小さじ2
海苔（あれば）……… 適量
胚芽ご飯 ……………… 2膳
わさび・ゆずこしょうなど …………………… お好みで

［ 作りかた ］

1. ご飯の上に材料を全部盛りつけて、しょうゆをまわしかけて完成。お好みで、わさび、ゆずこしょうなどを添える。
※アボカドは半分に切り、スプーンですくってのせると簡単です。

夜中のひき肉を避けると胃もたれ対策になる

朝ごはんのために大切なのは、「夜ごはんの時間」です。夜ごはんのポイントは、大事な朝ごはんを食べられるように、しっかり消化できることも踏まえて考えておくこと。朝ごはんを食べない人の理由の多くが、「夜遅い食事」です。

朝、胃がもたれないようにするのがベスト。ですので、夜のうちに消化できるようにすればいいのです。

まず、消化にいちばん時間がかかるのは肉です。

特に、赤身より脂身の方が時間がかかるので、ひき肉やバラ肉などは時間がかかります。ですので、角煮やハンバーグといったメニューは早い時間に食べるのがおすすめです。また、バターは消化に12時間もかかるので、パン類やフレンチも夜には適していません。

あくまでこの時間は目安です。人によって、消化できる人とできない人がいるので、遅い時間に肉を食べても胃もたれせず翌朝もしっかり食欲がわくなら、食べても大丈夫。胃が健康で丈夫な証拠です。胃が弱い人は、肉はランチでとって、夜はより消化しやすいものを選んだ方がいいでしょう。

次に時間がかかるのは魚です。その次が卵や大豆類。炭水化物は消化が早く、それ以上に早いのがフルーツです。

夜ごはんが9時を過ぎてしまうような日は、重たいものは避けて、卵雑炊、納豆ごはん、お茶漬けなどがおすすめです。柔らかいものの方がもちろん消化は早いです。夜、遅くてもどうしても「お肉が食べたい!」という時は、できるだけ脂の少ないものにしましょう。

夜遅く帰宅して、おなかペコペコなときは消化が早いヨーグルトや野菜スープなどが栄養価も高く、胃もたれしません。

朝ごはんをしっかり食べると、冷えも減る

「冷え性」で困っている人は、朝ごはんを食べることで簡単に改善する場合があります。

体温は、「体を動かすこと」で生まれます。体を動かすことには2種類あって、ひとつは、歩いたり、作業したりといったことで熱が生まれます。

もうひとつは、「胃や腸に何か入っていて、それを消化すること」で熱が生まれます。

筋肉で生まれた熱を、脂肪が保温するのです。

まず、朝ごはんを食べると、食べ物を消化するために熱が発生します。この熱のことを、DIT（食事誘発性熱産生）といいます。つまり、食事の回数が多いと、それだけ体温を上昇させる機会が多くなるのです。

また、朝起きて、出かける準備をしたり、歩いたり、体を動かすことでも熱が生まれます。このダブルの熱が大切で、1日キープするためになくてはなりません。片方だけだと不十分です。

朝ごはんを食べていないと、ちょっと動作を止めたときに、熱も消えてしまいます。朝ごはんを食べていると、**消化に3時間はかかるので、その時間は自動的に自分の体が熱を生んでいるのです。**一度冷めると、また温めるのは大変で、お昼を食べてもなかなか上がらなくなります。

冷え性で困っている人は、ぜひ朝ごはんを食べてください。

冷え性をなくすのは筋肉

さきほども少し書きましたが、冷え性をなくすには、筋肉と適度な脂肪が必要です。筋肉が熱をつくって、脂肪が保温するのです。

冷え性ではない人は、基礎代謝が高い傾向にあります。基礎代謝を高くするには、3食のタンパク質と、カロリーと適度な運動でしたね。体の不調がパッと治る魔法はありませんが、守るべきルールは簡単です。**3食のごはんと過度ではない運動を心がけるだけで、筋肉も骨も強くなり、冷え性などの悩みがいつの間にかすべて消えていることもあります。**

体温は、高い方がいいのです。「体温が高い状態でキープされている」ということは、「血液のめぐりがよく、栄養と酸素が体の隅々に届いている」ということ。すべての細胞に血液がたくさんめぐりますから、必要なものが届けられるだけでなく、不要な老廃物もスムーズに外に出されていきます。

つまり、むくみがとれ、肌がきれいになったり、セルライトを予防するといった美容面も期待できます。

冷え性解消には、足の筋肉をつけることも有効です。ふくらはぎの「筋ポンプ」をつけると、むくみにくくもなります。足の筋肉が多い人は、卵巣機能が高いことも分かっています。ぜひ足の筋肉をつけることを心がけてください。足の筋肉が簡単につく体操を以下にご紹介します。

《足の筋肉のつけ方》

1、 肩幅より少し広めに足を広げて立ちます。そのとき、つま先は30度くらい外に向かって開きます。

2、膝がつま先より出ないように、また膝が足の人差し指の方向を向くようにおしりを下に沈めます。おしりを後ろに引くような気持ちで。

3、これを、深呼吸をするペースで、5～6回繰り返しましょう。1日3回行います。

《ふくらはぎの筋ポンプのつけ方》

1、足をそろえてまっすぐに立ちます

2、そのままゆっくりかかとを上げます。

3、その後、ゆっくりとかかとを下ろします。

4、これを10～20回繰り返し、1日2、3回行います。

ロコモ チャレンジ！推進協議会

他のストレッチもこちらから
見られます

体温が上がると基礎代謝も上がって健康的に痩せる

「体温」が上がると基礎代謝が上がります。自分の平均体温を把握していますか？日本人の平均体温は36～37℃という調査結果があります。これに対して20代女性の平均体温は36・1℃と低く、36・1℃未満の低体温の女性がなんと約半数もいることが分かっています。冷えやむくみだけでなく、内臓脂肪まで増やしてしまうのが低体温です。

体温の低い女性は筋肉量が少ない痩せ型の女性に多いです。特に、痩せていても内臓脂肪が多い、隠れ肥満の人に多く見られます。ぜひ筋肉を増やし、体温を上げて健康的な痩せた体を目指しましょう。

冷えで老廃物を固めないために、お風呂に入る

冷え性の人はカイロを貼ったり、腹巻きをしたりして、温めることが大事だとよくいわれます。しかし、それは体に熱を与える対処療法にすぎません。冷え性改善のためには、まず体温を生み出す筋肉をつけることが大切です。

とはいえ、冷え性が治るまでは、温めることも忘れないでください。

というのは、冷えで血流やリンパの流れが悪くなってしまうからです。

突然ですが、あなたには、「セルライト」がありますか？　セルライトは、医学的に定義されたものではありませんが、一般的には「老廃物と皮下脂肪が固まったもの」といわれています。

セルライトがある人は、体が冷えている可能性が高いです。自覚がなくても、実は冷え性の人もいるので、セルライトが増えたと思う場合は、注意してください。

冷え性と関係するので、スラリとした体型の人でもセルライトはできるのです。むしろ、痩せている方が体が冷えやすいので、注意した方がいいかもしれません。


セルライトができやすい部分は人それぞれ。二の腕にできる人もいれば、太ももやおしりにできる人もいます。背中やおなかにできる人もいます。つまり、「普段あまり動かさないところ」にできるのです。

体の他の部分と比べて筋肉が動かないので、血のめぐりが悪く冷える部分です。そうした部分に老廃物と皮下脂肪が溜まり、やがてセルライトになるのです。


セルライトには、モデルさんでさえもよく悩まされていますが、数%だけ、セルライトのまったくない女性たちがいます。彼女たちに共通するのは、バレエや新体操を続けていたこと。つまり、筋肉質で体が柔らかいことです。

セルライトが皆無の彼女たちは、飛行機や新幹線で移動すると、座りっぱなしということがありません。いつもこまめに立ち上がったり、ストレッチをしたりして、体をほぐしています。寝る前も起きた後も、同じように体がこり固まらないように工夫しています。つまり、体を柔らかくして、全体の循環をよくしているのです。

老廃物を固めないためには、「めぐり」をよくすること。そのための第一歩として、体を温める習慣を大切にしましょう。「シャワーで済ませずに湯船につかる」「サウナに入る」「マッサージをする」といった習慣を取り入れるだけで、冷えきった体は徐々に温まります。**特に心がけたいのが、お風呂に入ること。**あるデータによれば日本の女性の約6〜7割は湯船につかる習慣がないそうです。

体をほぐすのも、温めるのも、要は水分を全身に「めぐらせる」ため。そうすることで、老廃物が流れやすい体になります。

また、1日中デスクワークをする人は、コピーをとりに行ったり、お茶をいれたりする際に、体をほぐすことを心がけるだけでも、大きく違ってきますよ。

ちょっと鰹節や、ちょっとしらすでDHAをとると、「老化の原因」体の炎症が抑えられる

ここまで、肉や魚のよさを何度も書いてきましたが、ここでもまた「魚」をおすすめします。魚には、「体の炎症」を抑えてくれる作用があるからです。

体の炎症は、「万病の源」であり「老化の原因」のひとつ。ちなみに、老化の原因は3つあって、酸化、糖化とこの炎症です。糖化については、この次の項目の「体の焦げ」部分で説明します。酸化は、すでに書いた「抗酸化物質」を多くとることで、防ぐことができます。

病気とは、大きな炎症です。そこまでいかなくても、体のどこかには常に小さな炎

症が起こっており、これによって人は老けるのです。

魚に含まれるDHA・EPAは体の炎症を抑えてくれます。

特に青背の魚に多く含まれています。ぜひ、お寿司やお刺身を食べたり、また家に鰹節やしらすを常備してごはんにのせたり、ちょっと意識して食べてください。これだけでまったく違います。

また、DHA・EPAは魚以外の食材からもとれます。たとえば今流行の亜麻仁油、クルミ、チアシードなど。これらはα‐リノレン酸という形でとることができます。これらなら、「私はよく食べているから大丈夫」という人もいるかもしれませんが、日本人には体質的にα‐リノレン酸をDHAに変換できない人もいます。変換できたとしても、そもそもの変換率は高くないので、**やはり魚からとるのがベストです。**私たち日本人の、伝統的な食べ物の威力は大きいのです。

汚染が心配な人には、フィッシュオイルやオメガ3のサプリをおすすめします。しかし一部の研究では、魚とサプリでは同じ効果が得られないという結果もあります。サプリを飲む場合も、やはり中心は食事です。水揚げされた場所によりますが、養殖魚の方が汚染のリスクは少ないです。魚を食べることのよさ、忘れないでください。

老化するのは、「体が焦げる」から

老化の原因の一つ「炎症」についてさきほど説明しましたが、ここではもうひとつの原因「焦げ」について見ていきましょう。

「血糖値」という言葉は、きっと聞いたことがあるでしょう。「血糖値を上げすぎると体によくない」とよく言われていますね。**血糖値が急激に上がると、体が焦げるのです。**

体が焦げるとは、体の中のタンパク質が焦げること。普通なら透明でプルプルしているはずのコラーゲン（タンパク質でつくられています）が茶色に変色したり、プスプスと焦げて固まってしまったりします。これが「老化物質」です。

こうしてできた老化物質は、残念ながら体から排泄することができません。永久に蓄積されていく一方なのです。それが体の正常な機能を妨げ、結果、体がどんどん老けていきます。

血糖値を急激に上げる原因は、糖分の高いものを食べること。たとえば、「うどん」「パン」「ラーメン」「フライドポテト」などは高いです。特に「おなかペコペコで倒れそう！」といった空腹のときに食べると、より上がります。そのため、朝ごはんを抜き、次の食事でこういったものを食べた場合、血糖値は特に急上昇します。血糖値を上げやすいこれらの食品は、「高GI食品」と呼ばれます。

GI値とは、血糖値が上昇するスピードを測ったもの。高GI食品は、その名の通り、血糖値を高く上げる食品です。反対に、血糖値の上昇が遅いのが「低GI食品」と呼ばれるものです。

高GI食品は「白いもの」が多いです。白いものとは、上白糖、グラニュー糖、パン、うどん、白米、ラーメン、シリアルなど、つまり精白された食材です。
「炭水化物＋炭水化物」といった高ＧＩ食品の組み合わせを食べるのは、危険なことです。たとえば、うどんに餅をのせた「力うどん」や「うどんとおにぎりのセット」、パンに砂糖をまぶした「メロンパン」などは避けましょう。

血糖値を急激に上げないようにするには「**きちんと朝ごはんを食べる**」こと。**そうすれば、大体血糖値は3食ともに食後なだらかなカーブを描いて、健康な人は高くても140くらいまでしか上がりません。**一方、朝ごはんを抜くと、昼ごはんだけでなく夜ごはん後も、一気に200まで上昇することも（※）。朝ごはんを抜くと、ずっと血糖値が乱れたままになってしまい、昼と夜でリセットできる程度ではありません。夜までに落ち着くことがなく、上がったり下がったりと乱高下してしまうのです。

※　血糖値の単位は㎎／dℓ

「野菜」「タンパク質」「お米」の順に食べると老けない

さきほど、健康な人の食後の血糖値は高くても140（※）未満だと言いましたが、体が焦げるのは、150からです。

焦げる箇所は体中のあらゆる箇所です。女性なら、卵胞液も焦げ、生理不順になったり、赤ちゃんが欲しいと思ってもなかなか妊娠できない体になったりすることもあります。私たちの調査では、無月経経験者は、朝ごはんを食べていない傾向にありました。

前の項でお伝えした通り、朝はヨーグルトひとつでもおなかに入れましょう。どうしても朝ごはんが食べられなかった日のランチは、血糖値が急上昇しにくい肉や魚といったタンパク質がメインのメニューにしましょう。

麺を食べるなら、精製度が低い「そば」がおすすめです。高GI値のものに「白米」とありましたが、白米を食べる場合は、組み合わせれば大丈夫。低GIの食品である、野菜や海藻、肉や魚などが入ったメニューを選びましょう。**まず米からではなく食物繊維を含む副菜から先に食べ、次に肉や魚を食べ、最後にお米を食べれば血糖値の急上昇が予防できます。**

なめこやわかめ、山菜などをそばにトッピングするのもおすすめ。「素うどん＝ヘルシー」と思っている人が時々いますが、それは間違いです。

選べるならば、「雑穀米」「胚芽パン」など精製されていないものもいいですね。

ちなみに、自分の血糖値の状態が知りたい方は、健康診断の血液検査のところにある「HbA1c（ヘモグロビンエーワンシー）」を見てみましょう。

ヘモグロビンエーワンシーは、自分の過去1〜2カ月間の血糖値の状態を把握することができます。6・2％未満であれば大丈夫。高い、あるいは上がってきていると、糖化によるダメージが進みやすいので、①食べる順番、②GI値を意識して食事を見直しましょう。

※　血糖値の単位はmg／dℓ

「3時のおやつ」を食べると、老化防止になる

体を焦がさないためにおすすめするのが「おやつ」です。

血糖値の変化をなだらかにするには、「おなかペコペコ！」というところまで我慢しないこと。**朝昼晩の3食に「3時のおやつ」を挟むだけで、血糖値のピークを抑えられます。**昔の人の知恵は、理にかなっているんですね。

おやつといっても甘いものではなく、栄養のとれるものにしましょう。ヨーグルトや海藻スナック、ナッツなどが食物繊維も豊富で血糖値が上がりにくく、おすすめです（おすすめのおやつは、詳しくは263ページにあります）。

おやつにカリウムが豊富なドライフルーツや、マグネシウムが豊富な海藻スナックを選ぶと、血糖値の急上昇を防ぐだけでなく、むくみや便秘にも効きますよ。

「大豆製品」で体が焦げにくくなる

朝ごはんを食べたとしても、外食ではどうしても高ＧＩ食品になりがちなので、ひと工夫してください。その工夫とはさきほども書いた、「低ＧＩ食品」と一緒に食べること。

うどんは、海藻やねぎ、きのこや山菜といった食物繊維の多いものをトッピングし

ましょう。ラーメンのようにトッピングできないメニューの場合は、先に野菜や海藻を食べておくこと。サラダや海藻類の小鉢があれば、最初に注文しておなかに入れておくだけで、血糖値が急激に上がるのを抑えられます。

「麺類には野菜、海藻の食物繊維どっさり」が合言葉です。

夜に飲み会があるなら、朝や昼に低GI食品である納豆や無調整豆乳をとっておくのもいいでしょう。

これは、「セカンドミール効果」と呼ばれるもので、これを前の食事で食べておくと、血糖値が上がるのを緩やかにできます。セカンドミール効果があるのは、大豆製品を中心に、ひよこ豆やレンズ豆などの豆類。納豆や豆乳が苦手な人はビーンズサラダやビーンズスープ、大豆バーでもOKです。**朝ごはんを食べ逃した午前中に「豆乳を飲む」と、セカンドミール効果で、昼ごはん時に血糖値が上がるのを緩やかにします。**もちろん、飲み会でも「野菜サラダ」「もずく」「海藻サラダ」「ひじき」「おひたし」などを注文して早めに食べておくと、さらにいいでしょう。

これからの女性に多い病気「糖尿病」にならないためには、深夜に食事をしない

糖尿病になる4つの条件というのがあります。

【1】朝ごはんを食べない
【2】おやつをたくさん食べる
【3】睡眠時間が少ない
【4】運動しない

もしかして、ぎょっとした方もいるのではないでしょうか？　糖尿病をお酒好きの中年男性だけの病気だと思ったら間違いです。現代の女性は、少し前の世代と生活スタイルも食習慣も本当に変わっているので、糖尿病が女性の病気になる日が近い、というのが私の考えでもあります。

糖尿病とは、「インスリン」の量が十分ないか、インスリンが上手に働かない状態です。インスリンとは、体の血糖値が上がると分泌されるホルモンで、血液の中にある糖を細胞に運び、取り込ませます。つまり、インスリンのおかげで、上がった血糖値が下がり、細胞に糖が行きわたるのです。インスリンが不足したり、効きが悪くなってしまうと、高血糖の状態が続きます。これが糖尿病です。

おやつやお酒には、糖が多いので、それらを食べる人は食べない人に比べて、インスリンを多く使います。お酒を飲んでいる間やおやつを食べている間に「口が乾く」「すぐ寝てしまう」というのも、高血糖になっている証拠。糖尿病の危険が近づいてきています。

先に挙げた4つを自覚した人は、日常で血糖値を上げすぎない習慣を身につけましょう。

いちばんにおすすめするのは、夜ごはんを19時くらいまでに食べてしまうことです。夜遅くまで仕事などをする人は、先に夜ごはんを食べてしまってください。早めの夜ごはんは胃にもいいとお伝えしましたが、夜ごはんは早めに食べておいて損はありません。

ベストなのは、夕食に和風の定食を食べることですが、難しければ、惣菜屋さんや定食屋さんで、夕方に軽く食べておくのもいいでしょう。たとえば、コンビニで「おにぎり」と「サラダ」、上にのせる「ゆで卵（あるいは温泉卵）」を買ってなんとなく食べるだけでも大丈夫。ここで一度ごはんを食べておけば、夜遅くになっても小腹が空く程度。そのときに、軽くスープや味噌汁などを飲めばOKです。

夕方に、一瞬たりとも時間がない人はスープなど栄養のとれる軽食をストックしておきましょう。**タンパク質が豊富なヨーグルトやプリンなどでもいいです。**夕方、おなかが空いたからといって、クッキーやチョコレートなど、「ただ甘いもの」を食事代わりにすると血糖値が上がり、その分解にインスリンをムダ使いしてしまいます。

余談ですが、女性は妊娠した場合に、一時的に糖尿病になることがあります。「妊娠糖尿病」と呼ばれるもので、血液中の糖をエネルギーに変えるインスリンが、妊娠中は効きにくくなり、まるで本物の糖尿病のように血糖値が異常に高くなる状態を指します。妊娠糖尿病になった人は、そうでない人に比べて、その後そのまま本物の糖尿病になる可能性が約7倍も高くなります。

特にアジア人の中では、日本人は糖尿病になりやすい遺伝子を元々持っているといわれています。糖尿病が、男性の病気だった時代は終わりました。痩せている女性でも、なる可能性は十分にあります。糖尿病にならないように、夕方の食事を習慣にしましょう。

column #3

「調整」と「無調整」ってどう違うの？

栄養価の高いハチミツ。肌を潤わせて、もちもちにするには欠かせません。

ハチミツには「調整ハチミツ」と「無調整ハチミツ」があります。「調整ハチミツ」は冬に常温に置いていても白く結晶化しません。一方「無調整ハチミツ」は白く固まります。実は栄養はその白い部分にあるのです。

一般的に、「無調整」のものより「調整」のものの方が高GI値です。

ハチミツの他にも、豆乳、砂糖、塩、小麦、米などに「無調整タイプ」と「調整タイプ」があります。**どちらか選べる場合は、できるだけ「無調整タイプ」を買うようにしてください。**血糖値の面でも、栄養の面でもプラスに働いてくれます。

よく眠れない人は毎朝、さんさんとした朝日を浴びてみる

みなさんは毎晩しっかり眠れていますか?

朝、起きたときに「あ〜、気持ちよかった〜」と思えたら、よく眠れている証拠です。

ところが、あるデータによれば、日本人の睡眠時間は世界一短いという結果が出ています。ニューヨークやパリといった都市部でも睡眠時間は日本より1時間ほど長く、しかも満足度が高いものでした。

ちなみに、睡眠時間とパフォーマンスの関係を調べたところ、満足いくパフォーマンスができた人の平均睡眠時間は6時間12分。対して、不満足な人の平均時間は、5時間58分でした。たった14分の差ですが、6時間を下回ると、モチベーションや作業効率が悪くなるようです。

寝るときは最低6時間以上は眠るように心がけると、次の日に残りにくくなります。睡眠にとっていちばん大切なのは、あるホルモンです。これがきちんと出ていると、質のいい睡眠がとれます。

そのホルモンとは、「セロトニン」と「メラトニン」。

セロトニンは、「ハッピーホルモン」とも呼ばれる、幸せを感じさせるホルモンでしたね。これには、脳を目覚めさせる働きもあります。一方、メラトニンは脳をリラックスさせる働きがあります。つまり、「入眠ホルモン」。この2つのホルモンが正しいタイミングで出ていれば、毎日気持ちよく眠ったり起きたりできるのです。

メラトニンが分泌されるタイミングは、セロトニンが出たときに自動的にセットされます。セロトニンが出てから約14~16時間後です。**起きた瞬間に寝る時間が決められるということです。**

朝ごはんの項目で、脳が起きるのは朝日を浴びたときとお伝えしましたが、そのときにセロトニンが分泌されます。たとえば、朝の7時に朝日を浴びたとすると、このときにセロトニンが出て、夜の9時か10時頃になると今度はメラトニンが出るわけです。

しかし、ここで覚えておいてほしいのは、セロトニンを出す力があるのは、午前中の日光だけ。午後の日光をいくら浴びても、セロトニンは分泌されないのです。セロトニンが出なければ、メラトニンも出ません。これが何日も続くと、体内時計のリズムがめちゃくちゃになり、眠れないなどの睡眠障害が起こります。日本人の5人に1人が睡眠障害を発症しているのですが、睡眠の質が悪くなるのは、これが原因のひとつです。

「私、朝は午前中にちゃんと起きているけど、よく眠れません」という人は、まず、朝、起きたときにカーテンを開けて、さんさんとした光を浴びてみることをおすすめします。また、午前中にたっぷり光を浴びるのはいい睡眠につながるので、通勤時にいつもより歩いてみたり、主婦の人なら買い物に行ったりするのもおすすめです。人が寝たり起きたりするのは、何よりも「光」によってスイッチが入ると覚えておきましょう。

とはいえ、逆に8時間、9時間と長く寝すぎるのもよくありません。今度は糖尿病のリスクが高くなります。

しっかり眠れると、体の酸化も防げる

実は安眠のホルモンであるメラトニンに、超強力な抗酸化作用があることが最新の研究で明らかになりつつあります。抗酸化作用とは、体の酸化を防ぐ作用です。さらに、焦げも抑制する可能性があることも分かってきました。つまり、メラトニンは、若く美しい体を保つためのアンチエイジングホルモンとして注目されているのです。

セロトニンが出てから、約14時間後にメラトニンが出るので、朝日を浴びてしっかりセロトニンを分泌し、朝ごはんを食べて体内時計をスムーズに動かすことが、メラトニンがしっかり出る秘訣。

また、「成長ホルモン」という、睡眠中に分泌されるホルモンも、骨にカルシウムを取り込んだり、肌をきれいにしたりと、日中受けた体のダメージを修復するアンチエイジングホルモンですが、たとえば、完全に昼夜逆転するような生活だと、体内時計が乱れて分泌量が半減します。

つまり、体内時計の乱れは2大アンチエイジングホルモンの分泌量を減らして、酸化と焦げを防げず老化を早めることにつながります。体内時計、しっかり意識しましょう。

腸内環境をよくすると、睡眠もよくなる

セロトニンとメラトニンの材料はタンパク質に含まれるトリプトファンというもので、その約95%を腸でつくっています。私たちの調査では、よい腸内環境をつくれている人は、睡眠の質が高いことが分かりました。食物繊維と適度な炭水化物をとることが、腸にいいことでしたね。つまり、これも良質な睡眠につながります。

睡眠時間を長くするのが難しいなら、量を質で凌駕するように、ぜひ腸内環境をよくすること（102ページ）をおすすめします。

人の眠りを決めるのは「光」

眠れなくて困っている人は、夜はライトをつけずにお風呂に入ってみることをおすすめします。バスルームにキャンドルや、バスルーム用の間接照明を置くのもおすすめです。よりこだわるなら、入浴後は足元の自動点灯ライトに導かれて寝室に入り、真っ暗な部屋でそのまま寝てみてください。さきほど、眠りの基本は光だとお伝えしましたが、夜は光を少なくしましょう。

ヨーロッパは都市部でも、睡眠への満足度は高いと言いましたが、これらの国に共通するのは「夜が早い」ことです。日本は夜中まで明るく、コンビニも24時間オープンしています。すでに書いたように、体はセロトニンで起きて、メラトニンで眠ります。ところが、明るい光を見続けているとメラトニンが出にくくなり、その結果、眠れなくなるのです。

また、スマートフォンやパソコンの画面を見るのは、寝る2時間前くらいまでがベストです。どうしても寝る直前まで画面を見なければいけない場合は、ディスプレイの明るさを下げるか、液晶からのブルーライトから守るメガネをかけてください。夜帰宅したら「間接照明」をひとつだけにして、夕食は、やさしいオレンジ色の光のもとで食べるようにするのもいいでしょう。

ちなみに海外ではメラトニンがサプリメントとして一般に売られているので、海外出張が多い人たちには、飛行機の中でメラトニンを飲んで「時差ボケ」をコントロールする人もいます。ただし、日本では一般に販売されていないので、自力できちんとメラトニンを出す工夫をするしかありません。

よく眠りたいなら、ホット豆乳を飲む

これまでタンパク質は、筋肉のもととなるだけでなく、コラーゲンになったり、ビタミンB群が多く含まれていたりと、体にとって大切な栄養であると言ってきましたが、実はよく眠るためにもタンパク質は必要です。

睡眠にとって大切なセロトニンとメラトニンの材料は、ともにタンパク質に含まれる「トリプトファン」でしたね。トリプトファンは体の中でつくれないので、食事からとるしかありません。特に赤身の肉と魚、大豆にたくさん含まれています。

朝に光を浴びてもよく眠れない人は、セロトニンとメラトニンの材料であるタンパク質が足りていない可能性が高いです。実際に、不眠解消のために光を強く浴びる「光療法」を受けても結果が出ない人は、トリプトファン不足であることも確認されています。睡眠のために「タンパク質をしっかりと食べる」を心がけましょう。ここでのポイントは、よく眠るには、少量では足りないということ。「毎食手のひらひと盛り分食べる」ことです。納豆、焼き鮭、生姜焼き、ヨーグルト、何でもいいのでしっかりとりましょう。3食は必須です。

「昼、夜はできるけど朝は無理そう……」「夜遅いからそんなに食べられない」という人は、おやつに飲むヨーグルトや、豆乳などのタンパク質飲料をとること。ミルクとブレンドするロイヤルミルクティーやココアもタンパク質飲料です。卵たっぷりのプリン（生クリームを使っていないもの。生クリームは睡眠の質を下げます）という手もあります。それでも難しい人は、昼だけ重めにして、「朝にゆで卵」「夜に納豆」をプラスするだけでも構いません。

トリプトファンは、タンパク質以外にバナナやアボカドにも含まれていますが、できるだけタンパク質からとりましょう。そうすれば、その他のアミノ酸も一緒にとれます。眠れない夜は、トリプトファンが豊富なホット豆乳も試してみてください。昔から「ホットミルク＝寝つきがよくなる」という話を聞きますが、日本人には体質的に牛乳でおなかが緩くなる人が少なくありません。それは牛乳が「乳糖」を含んでいるから。乳製品をとるなら乳糖が分解されているヨーグルトがいいでしょう。

眠りを「隠れカフェイン」が邪魔している場合もある

私たちの調査では、睡眠の質が低い女性たちは「隠れカフェイン」を知らず知らずにとっている傾向がありました。気づいていないけれど、カフェインが入っている食べ物は意外と多いのです。

たとえば、栄養ドリンク。疲れをとるため、美肌のために飲む人もいるかもしれません。ところが、たいていの栄養ドリンクにはカフェインが含まれていて、それがよく眠れない原因になっている可能性があります。栄養ドリンクの他にカフェインが多いものは、玉露、コーヒー、紅茶、ウーロン茶、せん茶、ほうじ茶や番茶などです。

逆にカフェインの含まれていない、寝る前におすすめのものは、**ルイボスティーや、麦茶、黒豆茶、タンポポコーヒーなどです。**

最新の研究では、飽和脂肪酸が多いものも、睡眠の質を下げることが分かっています。生クリームや、ベーコンやソーセージ、クリーム系のアイスクリームやバター、ショートニングなどです。これらにも気をつけましょう。

「何もしてないのに太った」人の原因は睡眠不足かもしれない

睡眠不足が続くと、まず確実に太ります。見た目はスリムでも、体脂肪が多くなる人もいます。

なぜなら、食欲を強めるホルモンが大量に出て、逆に食欲を抑えるホルモンが減るから。ある調査によると、睡眠不足の人はそうでない人に比べて、1日当たり1000キロカロリーも多くとっているというデータが出ています。

脂肪と糖分を無性に食べたくなる人も多く見られます。

無性にポテトチップスやフライドポテトを食べたくなったり、甘いものが食べたくなったりすることはありませんか？　それは寝不足のせいかもしれません。

しかも、睡眠不足だと血糖値を調整するインスリンが働きにくくなり、さらに悪循環です。糖が脂肪になりやすくなり、体脂肪がどんどん増えて内臓に蓄積されるわけです。もちろん、体も焦げやすくなってしまいます。

「なんだか、今日は無性に油っぽいものが食べないなあ」と感じたら、おそらく睡眠不足です。ついついランチにイタリアンでドリアなんて注文しそうですが、そういうときは特に気をつけて、「そば」や「定食」にしておきましょう。


睡眠不足で脳のメカニズムが変わり、知らず知らず太りやすいものをいっぱい食べるようになる。これは、とても恐ろしいことです。「食べすぎたわけでもないのに、どうして太っちゃったんだろう」というときは、食事ばかりでなく、睡眠のことも気にしてみてください。1日4～5時間しか寝ていない日が続いているかもしれませんよ。

すっきり目覚めたい人は、夕食に梅干し

すっきり目覚められない要因のひとつとして、「胃がもたれて爽快感がない」という人もいます。そういう人には、寝る前にクエン酸をとるのをおすすめしています。クエン酸をたっぷり含んでいるのは、梅干しやお酢。クエン酸は寝ている間の疲労回復をサポートし、目覚めをよくしてくれます。

夕食に酢の物を食べるのはとてもいいことです。他にもフルーツ味の飲みやすいビネガードリンクを飲んだり、干し梅などをつまんだりしておくと、翌朝体が軽く感じられるはず。

recipe

9

よく眠れる まぐろステーキ

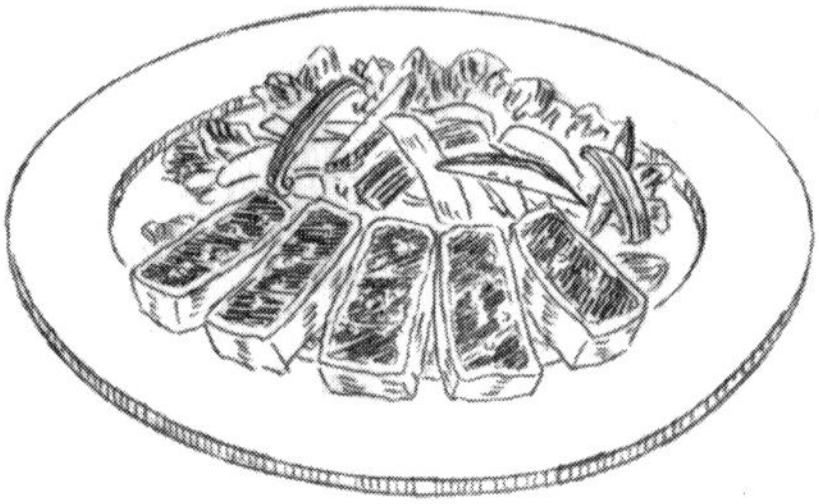

［ 材料 ］ 2人分

まぐろ（刺身用）……………1さく
　（150～200g）
　にんにく……………………1かけ
　生姜…………………………1かけ

A	しょうゆ	大さじ3
	ごま油	大さじ1
	きび砂糖	大さじ1
	レモン汁	大さじ2

レタス ………………………… 4枚
パプリカ ……………………1/4個
きゅうり ……………………… 1本

［ 作りかた ］

1. にんにく、生姜はみじん切りにし**A**と合わせておく。

2. まぐろはフライパンで両面を中まで火を通さないように強火でさっと焼き、**1**に漬け冷蔵庫で冷やす。

3. レタス、パプリカ、きゅうりは細切りにし皿に盛り、薄切りにしたまぐろを盛る。漬け汁も少しかけドレッシングにする。

朝日をたっぷり浴びると、幸福生活が送れる

セロトニンの別名は、「ハッピーホルモン」。これは、抗うつ剤の成分でもあります。私たちが毎日満足を感じ、自信を持って日々を過ごすには、セロトニンが正常に出ている必要があります。

さきほども言った通り、セロトニンは午前中の光を浴びると出るもの。そのため、午前中に起きられなかったり、タンパク質が不足したりしてセロトニンがきちんと出なくなると、理由もなく落ち込むことが増えます。さらに、セロトニン不足により過食になることもあります。せめて朝日だけでもしっかり浴びて、セロトニンを出しましょう。朝日を浴びるためにできることは、

・移動中、地上を歩けるところは地上を歩く
・部屋や職場のブラインドやカーテンを開ける
・窓際に移動できるなら、そこで仕事をする

ニューヨークの働く女性の多くは、バックの中にスニーカーが入っています。朝日をさんさんと浴びてウォーキング通勤し、驚くほど多くの人がテラス席や公園で朝ごはんを食べています。朝食を食べない人も日本女性の半分以下。「朝日＋朝ごはん」という健康志向のライフスタイルが、彼らの睡眠の満足度の高さにつながっているのでしょう。もちろん、この３つを意識することでよく眠れるようにもなります。

また、冬はなんとなく気分が上がらない、ということがありますが、冬は日照時間の低下によりセロトニンが不足しがちです。そのため、冬は過食傾向になる人もいます。恋をすると幸福感でおなかがいっぱいになるように、ハッピーでいることが自然と食欲抑制にもつながりますよ。幸せな生活のために、朝日とタンパク質を大切にしましょう。

ガムを噛むだけで、セロトニンは出る

セロトニンを出すには、光を浴びることの他に、もうひとつ有効な方法があります。それは、「リズム運動」をすること。

「北向きの部屋に住んでいて朝日が入らない」「地下鉄ばかりで通勤中はほとんど外に出ない」といった人や、夜勤の人におすすめです。また、朝日を浴びた上で、このリズム運動を取り入れることも効果的です。

リズム運動とは、一定のリズムで15分から20分、ある動作を繰り返すことです。光を浴びるチャンスがなくても、それだけでセロトニンは分泌されます。たとえば、

「歩く」「ラジオ体操をする」「スクワットをする」などが効果的です。

どこでもできていちばん楽なのは、ガムを噛むこと。

「えっ！　そんなことでいいの？」とびっくりするかもしれませんが、咀嚼も立派なリズム運動です。ガムでもセロトニンは出ます。

もちろん、スポーツにもうつ病の薬と同じくらいの抑うつ効果があるといわれています。ガムを噛むこともスポーツも、どちらもセロトニンの血中濃度を高めます。ただし、時間が大切で、スタートして10分でセロトニンが出てきて、20～30分で分泌量がピークになります。それ以上やるとピークが低下するので、30分以内でできるものがおすすめです。

東京の江戸川区では、中高年からシニアを対象に、ダンスを中心としたリズム運動をみんなで楽しむ地域プロジェクトを始めたところ、なんと体内年齢が平均で10～15歳も若返ったそうです。1回30分ほどの犬の散歩も立派なリズム運動です。無理をせず、続く習慣を持つことが大切です。

質のいい睡眠をとれば、寝ているだけでダイエットに

「睡眠不足が続くと太る」と書きましたが、逆に、**質のいい睡眠を十分とれば、加齢にともなう体脂肪の増加を、寝るだけで予防できるかもしれません。**つまり、ダイエットにもなります。夢のような話ですが、これは本当の話です。

睡眠による消費カロリーは6時間で約300キロカロリー。ウォーキング30分で100キロカロリー、ジョギング30分で200キロカロリーほどなので結構なものです。睡眠をとるだけでスリムな体型を維持できます。

ここでのポイントは、「質のいい」睡眠であること。前の項目を参考にすれば、質のいい睡眠は必ず手に入りますので、ぜひやってみてください。

甘いものは、15時に食べるといちばん脂肪になりにくい

痩せたい人は、甘いものを15時に食べると、いちばん太りません。「時間栄養学」という学問があります。これは、栄養はとる時間によって吸収率が異なることを研究するものです。

たとえば、BMAL1（ビーマルワン）という「脂肪を蓄える」タンパク質があります。これは時間帯によって出る量が違います。

BMAL1がいちばん出るのが、22時から午前2時まで。つまり、この時間帯が一番「太りやすい」時間です。反対にいちばん少ないのが午後3時。「おやつの時間」ですね。その差はなんと20倍にもなります。ですので、**太りたくないと思ったら、甘いものは15時までに食べ終えておくのがおすすめ。逆に22時から午前2時は最も避け**

ましょう。太ってしまう時間帯です。夜に向かうほど、ヘルシーな食事をとることが大切です。

私たちの調査では、働く女性はハンバーグや揚げ物など、夜に脂っこくボリュームのあるものを食べています。さらに、残業で長くオフィスにいる人ほどおやつの量が多い傾向にあります。**食べているものは昼と夜で同じでも、22時以降であれば脂肪を蓄えるタンパク質が、20倍も出ているということは忘れないようにしたいですね。**

私自身、22時を過ぎての食事は、お茶漬けのお米の半分を崩した木綿豆腐に代える「豆腐茶漬け」や「野菜たっぷりポトフ」「トマトリゾット」といったヘルシーな食事を心がけています。「甘いものは3時までなら大丈夫なんだ！」と希望が湧くかもしれませんが、朝日プラス朝ごはんの体内時計が乱れている人は、この時間帯に食べても太る可能性がおおいにありますので、体内時計も意識しましょう。

また、美容でよく「肌をきれいにする成長ホルモンの分泌がピークになる22時から2時の間に寝る」と言われますが、これは誤りで、最近の研究ではそれ以外の時間にもちゃんと成長ホルモンが出ることが分かりました。時間に関係なく眠り始めから、最初の3時間のうちに分泌されます。

16時から20時までは、塩気のあるものを食べてもOK

夕方から、前項のBMAL1という脂肪を蓄えるタンパク質が増え始めますが、その後は何も食べないことをすすめているわけではありません。

16時以降は、「塩気を吸収しにくい」時間になります。

塩分はむくみを引き起こしますので、美容の面からも、もちろん健康面から考えても控えたいもの。ところが、うどん、チャーハン、オムライス、ピザ、ワインに合うチーズなど、外食メニューを中心に、1食分で塩分の量が3グラムを超えるものがいたるところにあります。ちなみに、理想とする1日の塩分は7グラム未満です。

そこで、おすすめしたのが「塩からいものは、16時から20時の間に食べる」です。**この時間帯は塩分を体内に取り込むアルドステロンの働きが低下するため、多少塩分の多い食事をしても大丈夫です。**

ただし、これらがきちんと機能するには、朝日と朝ごはんによって体内時計が乱れていないことが条件です。

朝起きたら、朝日をいっぱい浴び、朝ごはんを食べる習慣をつけましょう。

とにかく納豆を食べる

みなさん、納豆をどのくらいの頻度で食べていますか？　ビタミンB群をバランスよくとるという意味では、納豆が断然おすすめです。

納豆のビタミンB2は、なんとゆで大豆の約12倍も含まれています。ビタミンB群だけでなく、必要な栄養素をバランスよく含んでいて、かつカロリーもきちんととれる納豆は、まさにスーパーフード。私も忙しい朝や昼は「納豆チャーハン」や「納豆パスタ」をよくつくります。**すべての食べ物の中で、いちばん何をおすすめするかと言われたら、断然納豆です。**

スーパーに行ったら、とりあえず納豆をカゴに入れましょう。たとえば、コンビニの弁当やスーパーの惣菜ですます日でも、そこに納豆をプラスするだけで、栄養バランスは劇的によくなります。朝ごはんに納豆を食べるのもおすすめです。

もうひとつおすすめするなら、甘酒です。

これもほぼパーフェクトに必要な栄養素を網羅しています。しかも消化しやすいので、体調の悪いときなども重宝するでしょう。消化を助ける酵素を含んでいるので、ストレスで胃腸がつらいとき、食欲のないときは本当に助かります。その効果は絶大で「飲む点滴」「飲む美容液」と呼ばれるほど。腸内環境も整えるので、肌もきれいになります。

買うなら、砂糖が入っていない「麹の甘さだけもの」がいいでしょう。パッケージに「砂糖無添加」と書かれているものです。甘酒スイーツならおやつで栄養補給もできますね！　ただし、甘酒は血糖値を上げますので、空腹のときは避け、他のものと一緒にとるのがおすすめです。

食材なのに、サプリメント的存在の「牡蠣」

きれいな肌、爪、髪のためには、新陳代謝をよくすることがいちばんです。にきび痕や虫刺されの痕などをターンオーバーできれいにします。

新陳代謝をよくするのにいちばん必要なのが「亜鉛」。

たとえば、にきび痕などがなかなか消えない人や、爪に白い斑点がある人、乾燥肌の人は、この亜鉛が不足している可能性が高いです。

亜鉛は牛肉にも含まれますが、ダントツに含んでいるのが「牡蠣」です。

ぜひとも、牡蠣の時期にチャンスと思って食べておくことをおすすめします。

牡蠣のサイズにもよりますが、女性ならば1日3〜4粒ほどの牡蠣で必要量を満たせます。牡蠣は他の栄養価も高いので、栄養不足や偏りが続いたと感じたときにぜひ食べてください。私たちまるのうち保健室チームも、パワーチャージの目的で牡蠣を食べに行っています。食材なのですが、サプリメント的な存在です。

肝臓を元気にするタウリンも豊富です。女子会では牡蠣を食べに行くことをおすすめしますよ！

「たるまない」肌になる魔法の方法

歳とともに、いつの間にかできてしまう「たるみ」。たるみは、「むくみ」が放置されたものだということが最近の研究で分かってきました。たるみは、「むくみ」がもとです。たるみになる前の「むくみ」のうちに何とかしましょう。

「むくみ」とは、不要な水分が体に溜まっている状態。本来なら汗や尿として体外に出されるはずの水分が、きちんと出ていないことによります。

「むくみ」の原因は、筋肉不足や腎機能の低下などいろいろあるのですが、塩分のとりすぎも影響します。

調べてみると、約7割の女性がナトリウム（塩分）過多で、約5割がカリウム不足の状態にありました。ナトリウムは、水分を抱え込む性質があります。そのため塩分をとりすぎるとむくみが出やすくなります。また、カリウムはその反対で、排尿を促して、過剰な塩分を体から出す働きをします。つまり、塩分を少なくして、カリウムをとればいいのです。

では、このカリウムはどうやってとればいいのでしょうか。

カリウムをたくさん含んでいる食材は、「野菜」「いも」「海藻」「フルーツ」です。ポイントは、「カリウムは加熱すると失われやすい」こと。「朝ごはんにキウイやグレープフルーツ」「ランチにサラダをつける」「おやつにバナナやドライフルーツ」といった生の形で取り入れるのがおすすめです。居酒屋でも、海藻はちょっと意識するだけでとれる食材ですから、むくみが気になるときは「海藻サラダ」や「もずく」を注文するようにしましょう。

カリウム不足の人の食生活には、ある共通点があります。

それは「外食」と「お菓子」が多いこと。

外食中心だと、どうしても塩分が多くなります。また、糖質も塩分同様に水分を抱え込む性質があるので、ダブルでむくみを悪化させていることが分かりました。さらにお菓子のほとんどは砂糖と油なので、「ビタミンB1」という糖質をエネルギーに変える栄養素が不足して、体内の糖質が分解できません。こうして、ますます水分が外に排出されないのです。

「帰宅時はブーツが脱げない」「マッサージをしたら目に見えてスリムになる」という人は、明らかにむくみやすい体質です。

なお、生理前は1キロから3キロ分くらいの水分を体が溜め込むので、誰でもむくみやすくなります。

数字を知れば、自分の健康が分かる

いつでも健康で、スラリと美しい人の基準は、「数字」で明確にあらわせます。

数字というと難しそうですが、こんなに分かりやすい指標はありません。ぜひ自分の数字が健康なのかそうではないのか、美の基準からどのくらいの位置にいるかを確かめてください。数字が分かれば、自分の健康と美が分かります。

まず把握してもらいたいのが「体重」です。

あまり知られていない事実ですが、女性の体重は月経にともない毎月1～3キロ変動しています。「えっ！　3キロも！」と驚くかもしれませんが、モデルさんでも、女優さんでも、人間である限り1～3キロは変動があります。**つまり、「今月は3キ**

ロも太ってしまった」と悩むことはあまり意味のないことです。

いちばん体重が重くなるのは、生理前です。この時期は体が生理に備えて栄養や水分を溜め込もうとするので、どうしても重くなります。この時期に体重を測って「太った！」とショックを受けないようにしてください。一時的なものです。

3、4ヵ月を目安に、毎日同じ時間に体重計に乗り、それを記録することをおすすめします。「3、4ヵ月って長いな」と思われるかもしれませんが、こうすると毎月の自分の体重変動がどのくらいなのかが分かり、体重計に乗るたびに一喜一憂せずに済むようになります。「生理前だから増えたんだ」「生理が終わったから減ったんだ」と正しく理解できるので、気持ちも楽になります。「自分の体重を知る」とは、自分の変化の幅までも知ることです。こうすると、本当に太った、または病気などでイレギュラーに体重が減ったなども正確に分かります。

体重を記録するときに気をつけたいのが、「毎日同じ時間に測る」こと。男女関係なく、体重は朝と夜で約1キロ変化します。朝の方が夜より体重が軽くなります。朝でも夜でもいいので、時間帯は統一してください。

もっともモテるBMIは、20

「BMI」といえば、何を思い浮かべますか？　「昔学校で習ったような……」「低ければ低いほどいいんでしょ？」「計算が面倒そう」「メタボの男の人が高い数値なんだよね」といったことでしょうか。ちなみに、BMIが25を超えると「肥満」と判断されます。

このBMI、男性のメタボの基準としてよく利用されていますが、女性にとっても大切な数です。ＢＭＩは、先に男性のメタボ対策として広く知られてしまったので、女性にとってこのＢＭＩの大切さは後手に回っていますが、これを把握しておくことは、何よりも健康の目安になります。

ＢＭＩは、体重÷（身長×身長）で分かります。今は乗るだけでＢＭＩが表示される体重計もありますし、インターネットで「ＢＭＩ」「計算」のワードで検索すれば、体重と身長を入力するだけで簡単に自分のＢＭＩが分かるサイトも見つかります。難しくないので、ぜひ把握しておきましょう。

統計によると、一番病気になりにくいのはＢＭＩ22、死亡率が一番低いのは21から27の間です。**実は、太っているより痩せている方が健康には悪く、19以下になると25以上よりも疾病リスクや死亡率が高くなります。**また、最近注目の長寿遺伝子を持つ人も、ふっくらしている方が多いそうです。

異性が見たときにいちばん魅力的と感じる女性のＢＭＩはアメリカでは20、アジアでは19というデータがあります。妊娠しやすいＢＭＩも20から24であることが分かっています。ＢＭＩが20から24というと、実は女性が「理想」と考える体重より多めです。

しかし、水卜麻美アナウンサーや磯山さやかさんはＢＭＩ22前後ですし、元ＡＫＢ48の大島優子さんや吉高由里子さんもＢＭＩは19台です。しかし、この人たちのことを、「太っている」などと思いませんね。

こう考えると、決して「体重が少ない」＝「痩せていて、魅力的」とは言えません。世界一の美女たちも、ファイナリストクラスになるとＢＭＩが17や16を切っていても選ばれるためにもっと痩せようと考えている人も少なくありません。でも、悲しいけれど、痩せたからといって、魅力的ではないのです。痩せてはいるけれども、出るところは出て、美しい女性らしい曲線のためには、体脂肪も重要。ただ体重を減らすのは、食べなければ誰でもできることです。でも、健康を犠牲にして、魅力的ではない体にしてしまっては、意味がないのではないでしょうか。

世界一の美女たちのビューティーキャンプでは、トレーニングをして筋肉が増えるので、体重ももちろん増し、日本代表となる女性はほとんどが、もとの体重から3〜8キロ増加します。メリハリのあるボディメイキングのために欠かせないプロセスなのです。**痩せ信仰を捨てることが、勝利のポイントといってもよいのかもしれません。**

ＢＭＩが適性値であることは、美しさと健康のために素晴らしいことです。「でも、私太ってる」と思う人は、筋肉が足りない可能性大。ぜひ筋肉を増やすことを心がけてください。

健康を損なわない美容ＢＭＩが「19」であり、愛されボディは「20〜21」と覚えておきましょう。

さきほど25を超えると「肥満」と書きましたが、日本の女性は世界的に見ても痩せているので、ＢＭＩが25を超えている人は多くはありません。

反対に、ＢＭＩが18・5未満の痩せている人は全体の12・3％と、コンゴやケニアに並ぶ数値になっています。

その上、働く女性はより痩せ型の比率が上がります。これは純粋に、働く時間が長いほど食事を抜く回数が増え、摂取カロリーが少なくなるからだと考えられます。忙しければ忙しい人ほど、必ずこの「ＢＭＩ」をお守りに、数値を把握しておきましょう。合言葉は「20」です。

まずは自分のＢＭＩを知ってください。私が監修したサイトではＢＭＩをはじめとした数字の意味も含めてさまざまな情報を提供しています。

http://baby.mikihouse.co.jp/preparations/bmi-checker/（ミキハウス出産準備サイト）

お米は最高のお肌をつくる

仕事柄、さまざまなモデルさんや女優さん、タレントさんにお会いしてきましたが、「本当にきれいな肌だなあ」と心から思うのが、実はお笑い芸人の方の肌です。特にハリセンボンの近藤春菜さんや森三中の大島美幸さんなどは、年齢を聞いて驚いてしまうほどツヤ感のある美肌の持ち主です。

彼女たちの共通点は「体型がふくよかであること」ですね。実は、ふくよかな方がパーンと水を弾くようなハリがあり、チークなんかなくてもピンク色でツヤツヤしている、まさにプリプリの「赤ちゃん肌」になります。

ふくよかな人の肌がきれいなのはなぜでしょうか。化粧品メーカーで基礎研究をしている研究員の方とお話ししたときに、ズバリ「肌はＢＭＩが高いほどきれいです」

という回答をいただきました。よく考えてみると、これはとても自然なことです。

というのも、肌のツヤとハリは、セラミドという保護膜やコラーゲンが生み出しています。**それらは「必須脂肪酸」と「良質なタンパク質」がメイン。**「必須脂肪酸」とは、オイルのこと。つまり、オイルと肉や魚といったタンパク質が美肌のもとです。

また、米には「米セラミド」という、人間の肌にあるセラミドと似ている脂質があり、肌を潤します。炭水化物抜きダイエットをすると肌が乾燥するといわれますが、米に入っている脂肪も、肌のためには大切です。私たちが調べた結果でも、肌トラブルがある人は脂肪があまりとれておらず、肌に潤いを与えてくれる米も不足しがちなことが見えてきました。

良質な脂と炭水化物は、お肌にとって必要です。

よく悪者にされる「コレステロール」ですが、これも、美肌にとっては重要な「女性ホルモン」の材料です。コレステロールとは、血中の脂肪分のこと。やはり美肌のもとは、「ふくよかである」ことから生まれると言ってもいいのです。

かといって、「じゃあ、BMIを上げれば上げるほどいいのね」というわけではありません。やはり、「太ってないけど肌はきれい」を目指したいので、標準の19から

24あれば十分です。美しいプルプルの肌のために、ふくよかな人のいいところをいただきましょう。

まず必要なのは、「良質な脂肪」と「タンパク質」です。おすすめ食材は、サーモンやアボカド。「肌の調子が悪いな」と思ったら、意識的にオイルをプラスしたり、タンパク質として魚介類（これも肌に不可欠な亜鉛や鉄分を含んでいます）を食べたりしましょう。その甲斐あってか、私は現在33歳ですが、飛行機の中で肌の乾燥が気になることもありませんし、化粧水なしで寝ても翌朝肌がカサカサという経験もありません。ファンデーションも使わないことが多く、乾燥しない分メイク直しもいらないので、メイクポーチを持ち歩く必要もないのです。

BMIが低い（痩せすぎ）と、コレステロールや中性脂肪といった美肌の立役者が少なくなってしまいます。

肌は見た目の年齢をあらわすので、結果、美人でも「ちょっと老けてるな」という印象に。お肌のケアのために化粧水もいいですが、まず食べ物からのケアがいちばん効きます。そして、化粧水よりも、美容液よりも安い！ ぜひ内側から、ふっくらプルプルのお肌を手に入れてください。

美女オーラは筋肉から出る

世界一の美女ともなると、向こうから歩いてきたときに「なんてきれいな人が来たんだろう！」と周囲を感動させるのが必須条件です。つまり、まわりの人の視線を一瞬で釘づけにしてしまうほどの圧倒的な存在感がなくてはいけません。

さて、この「まわりを惹きつける存在感」は何でできていると思いますか？

それは、やはり女性らしくありながらスラリとした体、そしてそれを際立たせる姿勢や声。つまり、体全体を支えてくれる筋肉がマストです。

たくさんの美女に囲まれて仕事をしていると、後ろ姿から「絶対に美人！」というオーラが出ている人がいることに気づきます。

まず、美人は例外なく姿勢がいいのです。姿勢のよさでいえば、バレエのプリマや体操選手が代表格。実際にオーディションで選ばれる女性の経歴を見ていると、やはり経験者が少なくありません。

姿勢は、体幹の強さと筋肉の量によって決まります。**人目を惹く美女は筋肉という自前のコルセットを身につけているのです。**

さらに、「声」もその人の存在感を決定づける大事なファクターのひとつです。声が小さいと「元気がない」という印象になりますが、痩せている人は筋肉量が乏しい傾向にあるので、声帯の筋肉も落ちがちです。舞台女優さんを見ると、彼女たちは広い舞台に立って、観客の視線を一身に浴びながら演技をします。もちろん、その声は会場の隅々にまで届かなくてはなりません。

観客を惹きつけ続けるその存在感と力強い声は、どこから生まれてくるでしょうか？　やはり、答えは筋肉。腹式呼吸を支える腹筋や声帯という名の「筋肉」が美声の源なのです。

前も言ったように、ＢＭＩが19以上あることが、圧倒的な美しさを放つ筋肉を持つ体型だと言えます。

今すぐ子どもが欲しい、または将来子どもが欲しいなら、BMIを20以上にしておく

あなたは子どもが欲しいでしょうか？　今すぐ欲しい、または今はそうではないけれど、将来は産みたい……。そう思っている人は、BMIを20にしておきましょう。

これまで、理想は19か20だと書いてきましたが、20以上のBMIがダメかというとそんなこともありません。なぜなら将来、妊娠に理想的なBMIは20から24だから。妊娠推奨BMIは20から24です。

赤ちゃんが欲しいなら、BMIが20あると安心です。

BMIが19の人と20の人では、第1子を授かるまでのスピードが異なるという報告があります。また、今その予定がない人でも「私は産みたい！」という人は、今から

ＢＭＩが20より下がらないように、ちゃんと食べる&筋肉をつけることを心がけましょう。いざ妊活を始めてみたら不妊だった……というリスクを少なくします。35歳を超えると、高齢出産だといわれますが、そこを超えても欲しい人は、特にＢＭＩが低くならないように気をつけておくといいでしょう。

私自身も子どもを産んだのは33歳です。それまでＢＭＩはずっと19でした。結婚してから妊活のためにＢＭＩを20に増やし、見事妊娠することができました。

妊娠前にＢＭＩが18・5未満だった女性は、妊娠中に体重増加をしても赤ちゃんが大きくなりにくく、増えた体重の割には赤ちゃんが小さく生まれがちです。それを知っていたので、子どもが欲しいと思ったときから増し始め、結果的に何の問題もなく、赤ちゃんはスクスクと大きく育ってくれました。産後は20以下に戻そうとは考えていません。歳を重ねると水分が失われていきますので、痩せは貧相と紙一重になっていくからです。

さらにＢＭＩが20を超えていると、病気になりにくくなります。実際、**生涯を通じ**

てもっとも病気になるリスクが低いのは、ＢＭＩが22の人という研究結果も出ているほどです。日本の「痩せていればいるほどいい」という認識は、健康を危うくします。ぜひ、ＢＭＩが低くならないように、賢く食べましょう。

体重が増えたら、美しい体をつくるチャンス

ＢＭＩを上げるにはどうすればいいのでしょうか？

「身長」は大人にはどうすることもできませんから、変えられるのは「体重」しかありません。**さきほどもちらりと書きましたが、「体重を増やす」＝「筋肉を増やす」ということ。**筋肉が増えるなら、体重が増えても「太った！」という印象にはなりません。

そもそも、体重と「体の美しさ」は直接関係ありません。
ボクシングで80キロ級といわれても「太っている人」は一人もいませんし、20代から変わらずスラリとした体型を維持している野球のイチロー選手も体重75キロです。体重は、その名の通り単なる「重さ」でしかありません。変えていくべきは体型、つまり体の「体積」です。

筋肉を増やしていけば、自然と体重は増えていくもの。前にも言いましたが、日本代表に選ばれたファイナリストの美女たちは世界大会までに体重を増やす場合がほとんど。大体3〜8キロは増やします。２０１２年に2位になった宮坂絵美里さんも、世界大会に勝ち進むまでに合計で8キロくらい増やしたそうです。

女性誌で美しいボディの特集号の表紙を飾るようなモデルさんも、元々ガリガリに痩せていたのを8キロほど増やしてボディメイキングをした方が少なくありません。ヘルシーモデルとして人気の中村アンさんも、ハードなトレーニング風景を公開していますが、筋肉は女性の美の立役者であり、体重のみを重視してただそぎ落とすのは古いやり方です。

8キロ増やすのは大げさだとしても、栄養が足りていないのは事実ですので、まずは3食きちんと食べる。そして、筋肉をつけることを忘れない。これが美しい体をつくるための正しいプロセスです。

マウスの実験では、3食食べておやつを食べるマウスは太りませんでしたが、食べるべきものを食べずにおやつを食べるマウスは太ったそうです。

みなさん、高校生の頃はムチムチしていませんでしたか？　中高生の頃は大体体脂肪率が30％くらいになります。あのムチムチ期に魅力的なバストやヒップがつくられて、20歳くらいでデコルテあたりの肉が落ち始め、すらりとした「きれいなおねえさん」が完成します。

もし今、体重が増えたことに悩んでいるなら、そこから筋肉をつけることで、体脂肪の少ない理想の美しいボディが手に入るかもしれません。ボディメイキングのチャンスと考えてみてはいかがでしょうか？

chapter

03

［ 第３章 ］

毎日の栄養が無理なくとれる食事のルール

スーパーに行けば行くほど健康になる

この章では、これまでの「不調に効く栄養」を、どうすればとりやすくなるかをお伝えしたいと思います。

次の中でいちばん栄養状態がいいのは、どれだと思いますか？

【1】一人暮らし

【2】カップルで2人暮らし
【3】親と同居
【4】3世帯同居

正解は【4】の3世帯同居です。

調べてみると、おじいちゃん、おばあちゃんと一緒に暮らしている家はとても栄養状態がいいことが判明しました。それは食材の種類が豊富だから。特に高野豆腐、ひじき、切り干し大根、納豆、海苔、ちりめんじゃこといった昔ながらの日本の食材を食べる習慣があるからというのが、大きな理由です。

おじいちゃんやおばあちゃんが、こうした食材を買い込んで冷蔵庫に入れておいてくれたり、料理をしたら「○○ちゃん、高野豆腐煮てあるから食べる?」と世話を焼いてくれたりする。その結果、家族全員の栄養状態がとてもよくなるのです。

それに対して栄養状態がいちばんよくないのは【1】の一人暮らしです。

一人暮らしの女性の食生活の問題は主に3つです。①お弁当の中身、②麺類が多いこと、③スーパーに行かないことでした。

働く女性のお弁当持参率は高く、とてもよいことに思えます。しかし、持って行っても、中身次第ではマイナスです。

本来であれば夕食以上のボリュームを昼食で食べるのが大事です。お弁当の持参理由が「節約」メインであったり、ダイエットを意識して小さいお弁当箱に詰めていたりしては、圧倒的に足りません。「特にお肉、緑黄色野菜、根菜類、きのこ類、海藻、果物、乳製品」が不足しがちであることが「まるのうち保健室」の調査で分かりました。

炭水化物の量が多いことも特徴で、野菜不足による血糖値の乱れが多くなります。お弁当は容量イコールカロリーです。「多め」を心がけましょう。

②の麺類も見逃せません。
一人暮らしの女性の食事を見てみると「朝ごはんは抜き、昼はパスタ、夜はうどんかラーメン」というパターンが多く見られました。一人暮らしだと、どうしても炊飯器でお米を炊くよりも麺の方が手軽ですし、定食よりもラーメン一杯、うどん一杯の

方が気軽に食べられて安いので、麺類が増えてしまうのです。

よく食べられているうどん、ラーメン、パスタといった麺類の問題点は、まず栄養が偏ること。野菜やタンパク質の量が少なくなってしまうのです。

また、これらは全部小麦からできているので、1日の食事が全部麺類だと、栄養が偏るばかりか、血糖値が急激に上がってしまいます。つまり体の老化が進んだり、知らないうちにアレルギーを起こして体がボロボロになったりするということ。**麺類ばかり食べている人は、見た目はスリムでも体脂肪が高い「隠れ肥満型」の人が多くいました。**

そして、最後に大切なのが③のスーパーです。

たくさんの女性の食事と栄養状態を調べていると、栄養状態がいい人に共通して見られるある習慣がありました。それは「スーパーに行くこと」。

まめにスーパーに行く人は、旬の食材をきちんと食べるので栄養状態がいいのです。

スーパーによく行く人と、めったに行かない人では、とれる栄養素が30種類も違ってくるというデータさえあります。**さらに恐ろしいことに、スーパーに行かない人は骨**

密度が低い傾向もありました。

「スーパーに行く」とは、言い換えれば、いろいろな食材を取り入れるということです。特に、ひとり暮らしの女性に足りないのはにんじん、れんこん、ごぼうといった「根菜類」や「きのこ」です。これらは意識していないと食べられない野菜ですが、スーパーに「行く人」と「行かない人」でここに大きな差がありました。その差がそのまま体の状態にあらわれるのです。

これが、①お弁当、②麺類、③スーパーという3つのキーワードから見えてくる、一人暮らしの女性の食事の弱点です。「じゃあ、お弁当はやめなきゃいけないの？」「仕事が忙しくてスーパーに行くヒマなんてない」という声もきっとあると思いますが、大丈夫。食事にかけられるお金が限られていても、食材を買う時間がなくても、1つか、2つ、食材をプラスするだけで簡単に弱点を補える方法をお教えします。

外食では、「タンパク質」と「小鉢」をつけること

忙しいときは、カット野菜や下ごしらえが済んだ食材を使ってください。「あとは味付けするだけ」という状態まで下処理がされた食材をレシピと一緒にデリバリーするサービスも増えています。カット野菜は冷凍のものも充実しています。

「カット野菜＝栄養がなさそう」という印象を持っている人もいるかもしれません。

しかし、こういうことを気にして、「栄養が足りない」なんて本末転倒です。

確かに土のついているようなオーガニック野菜に比べれば多少栄養の面で劣りますが、**カットしたからといって栄養が落ちるわけではないことが食品分析で証明されています。**何度も言いますが、優先したいのは「食べること」です。

「今日は疲れているから料理はしたくないな。コンビニで何か買って帰ろうかな」という日は、野菜や根菜や海藻、卵が入っているお惣菜を1品プラスしてみましょう。こうやって、ちょっと意識するだけで、不足しがちな食材もちゃんと補えるのです。

外食が中心の人におすすめなのは定食屋さん。焼き魚や煮魚を週に数回は注文しましょう。これで、大切なタンパク質が補えます。「ひじき」「切り干し大根」「おひたし」といった小鉢がついてくるのもいいところ。

居酒屋のメニューで注文したいのが「大根サラダ」や「野菜スティック」、それに「わかめの酢の物」など。根菜と海藻のメニューを見かけたら注文する。これだけで、便秘解消にいいし、ミネラル、ビタミンも補給できますよ。

切り干し大根を入れるとカルシウムアップ

栄養アップのために、まずは買い物に行きましょう。そこで買ってほしいのは、「乾物」です。

切り干し大根や、カットわかめやあおさ、桜えびといった、賞味期限をあまり気にせず使える乾物を、たとえば卵焼きにさっと加えるだけでも、おいしい上に栄養はまったく違います。雑炊やスープなどに加えてもいいですね。生の状態から自分で料理するのに比べて、一気にハードルが下がります。スーパーに行ったら、ぜひ買ってストックしておきましょう。


「仕事で疲れていて、帰り道にスーパーに寄れない」

「一人暮らしで食材をダメにしてしまうから、食材はストックできない」

カウンセリングでよく聞く声です。

でも、乾物があれば雨の日や疲れている日など、出かけたくない日でもささっとごはんをつくることができます。

実は乾物こそ、忙しい女性に食べてもらいたい食材ナンバー1です。さきほど言ったものの他にも、高野豆腐、ひじき、干ししいたけなど、乾物はいいこと尽くしの優秀な食材です。安価なのに栄養価は抜群です。**しかも生のものよりも干した状態の方が、タンパク質や、骨にいいビタミンDが増えています。**


保存の面でも、常温で「高野豆腐」なら半年、「ひじき」や「切り干し大根」なら1年くらいもつので、一度買い置きすればムダなく最後まで使い切れます。

切り干し大根やカットわかめなら、そのまま味噌汁に入れるだけなどでＯＫ。料理のハードルも高くありません。

この章の最後に「乾物レシピ」を掲載したので、ぜひ活用してください。ほんの数分でできますよ！　敬遠しがちな乾物もちょっと工夫するだけで毎日の食事に取り入れやすくなるのです。


乾物の他にぜひ活用したいのが「冷凍食材」と長期保存できる「缶詰」です。

冷凍食材は、タンパク質が便利です。**鶏の手羽元や手羽先、シーフードミックス、しじみやあさりなど疲労に効く貝類を常備しておくと、とても便利。**手羽元や手羽先はだしが出ますから野菜と煮込んでポトフに、シーフードミックスは野菜と炒めれば、簡単に1品になります。

最近は缶詰ブームですから、以前なら「鯖缶」と「ツナ缶」くらいしかなかった魚の缶詰も、牡蠣やシャケ、ムール貝の缶詰など、思わず食べたくなるようなものがいろいろ売られています。いくつか買い込んでおくと、「ごはんのおともにあと1品欲しい」というときに便利ですし、ツナ缶ならサラダに加えるだけでも栄養をプラスできます。

カラフルなものを食べると、酸化が防止できる

食事は毎日のことなので「えーっと、タンパク質はこれで、ミネラルが含まれているのは……」なんて、いちいち考えるのは面倒です。だから、みなさんに覚えておいてもらいたいのは、毎回の食事で「5色そろえる」こと。

これはきっと聞いたことがあると思います。5色とは、「赤」「黄」「緑」「白」「紫」「黒」「茶」のうちのどれか5色ということ。5色というと、「りんごは赤なの、白なの？」といった判断に迷う色も出てくると思いますが、そんなに考える必要はありま

せん。

要は、「カラフルであるほど栄養バランスが整いやすい」くらいの、ざっくりした目安にするだけです。ちなみにりんごは赤です。見かけで判断してください。

カラフルなものを食べると「酸化が防げる」と書きましたが、**いろいろな色をとればとるほど、たくさんの抗酸化物質をとることができます。**カラフルな色で、体のサビをとりましょう。特に、皮つきのオーガニック野菜だと皮ごと食べられるのでとれる量は増します。

ただ、これらは油に溶けて吸収されるものが多いので、オイルをプラスしないと体に取り込めません。ですから、ノンオイルドレッシングだともったいないです。卵や肉など、脂を含んでいるものと一緒にとるのもいいでしょう。

料理しなくても「ふりかけるだけ」で栄養がオンできる

「そうはいってても5色って多すぎるな……」と思う人もいるかもしれません。しかし、毎食パーフェクトな自炊をする必要はありません。外食で済ませるしかないときでも、カット野菜やお惣菜で簡単に済ませたいときでも、そこに「オンできる食材」さえあれば1色だけになってしまうことは避けられます。**5色が難しい食事でも、トッピングするだけでカラーバリエーションが増やせます。**

刻み海苔、カットわかめやごま、桜えびなどは常備しておくといいでしょう。5色のうち、いちばん種類が少ない「黒」がたくさんとれるようになります。紫も1年中出回っているなすのおかげで割と充足しています。冷凍ブルーベリーや冷凍プルーンなどをヨーグルトにオンするのもおすすめです。

家で食事をするときにごはんに「オンできる食材」なら、刻み海苔、鰹節、ちりめんじゃこあたりが便利です。コンビニやデパ地下のサラダに「オンできる食材」なら、クルミ、アーモンド、ドライフルーツ、グラノーラなど。豆腐に鰹節とごまをオン、納豆にちりめんじゃこをオン、ヨーグルトにナッツとグラノーラをオンというふうに、「気づいたら、とにかくオン」の習慣をつけましょう。

買い物に行くときには、「オンできる食材」を買い溜めしておきましょう。「使うかどうか分からない」「ムダになったらもったいない」と言わずに、できるだけいろいろなものを買い込んでください。海苔もごまも鰹節も、どれもひとつ数百円です。

服を買うわけでも、薬を買うわけでもありません。自分の体のためにちょっと投資するだけ。この投資をするだけで、毎日のコンディションがよくなって、将来病気にもなりにくくなるのですから安いものです。

冷えがひどいからとカイロを1パック買ったら200円くらい、肩がこるからとマッサージに行ったら1回5000円くらいと、結局、栄養不足で不調になる方が出費はかさみます。**栄養に投資する。これがいちばん安く済むのです。**

タンパク質を必ずオンする

ひとつ覚えておいてほしいことがあります。それはタンパク質をオンすること。

たとえば、「今日はラーメン食べちゃったから、野菜ジュースをオンしよう」という人もいるかもしれませんが、その場合、本当にオンしてほしいのは、野菜ジュースではなく卵。

「卵」も「オンできる食材」に加えるべきアイテムです。

卵は良質なタンパク質です。ビタミンCと食物繊維は入っていませんが、それ以外の必要な栄養素をほぼ網羅しています。卵は乳製品と並んで毎日の生活に取り入れやすいです。

すでにお分かりかと思いますが、筋肉はすぐに分解されてしまうので、タンパク質をチャージするため、この卵はことあるごとにオンしましょう。

昔はコレステロールが上がるという理由で「卵は1日1個まで」といわれていましたが、今はコレステロールが食事から受ける影響がわずかであることが分かり、卵の個数に特に制限はありません。女優の森光子さんは92歳で亡くなられる直前まで舞台で活躍されていましたが、なんと1日に3個以上も卵を食べていたそうです。

サラダや丼、パスタにのせやすい温泉卵もおすすめです。外でもコンビニでパスタを買うなら温泉卵をオン、サラダならゆで卵をオンというふうに、気づいたらぜひオンしてください。

おやつを買うなら、ヨーグルトと海藻スナック

朝昼晩の食事に加えて、体のコンディションを大きく左右しているのが「おやつ」。私たちの調べでは、「おやつをよく食べる人」が自覚している不調が平均5つだったのに比べて、「おやつをあまり食べない人」は不調が平均3つであることが分かりました。特に「肌荒れ」「便秘」「不眠」「風邪を引きやすい」「頭痛」といった不調を自覚している人がたくさんいました。

作業の質を下げるトップの原因は、「風邪」と「頭痛」。熱っぽい日や頭がズキズキする日は、1日中やる気が出ないものです。まさか集中力が続かない理由が「おやつ」だとは思いもしなかったでしょう。

一体なぜ、おやつは悪いのでしょうか？　糖分のとりすぎ？　それともカロリーの

とりすぎでしょうか？

お気づきの通り、おやつの代表格であるクッキー、チョコレート、スナック菓子は「砂糖」と「油」などでできています。これらは、カロリーはとれても、ビタミンやミネラルといった栄養はほとんど含まれていない、いわゆる「エンプティカロリー」です。

これらは、カロリーだけで栄養がないのに、おなかがいっぱいになってしまいます。たとえば、小腹が空くたびにチョコレートやクッキーをちょこちょこつまんでいると、夜になってもあまりおなかが空かないので、夜ごはんの量を減らしたり、食べなかったりということがよくあります。中には「今日はポテトチップスを食べちゃったから、夜ごはんは抜いちゃおう」というふうに、おやつを食べた罪悪感から食事を抜いてしまうこともしばしば。

これまで説明したとおり、**おやつはカロリーばかりで栄養がないので、食べれば食べるほど栄養失調になって、疲労を回復させたり、免疫力を高めたりする力が弱くなってしまうのです。**「おやつを食べすぎて栄養不足」とは意外かもしれませんが、実は働く女性にはよく見られる現象です。

そうなると、本来食事でとるべき栄養がとれなくなるので、栄養失調はますますひどくなります。

この悪循環を断ち切るには、どうすればいいのでしょうか？

おやつを食べてはいけないわけではありません。老化の原因になる「体の焦げ」は、おなかが減ったときに糖分をとってしまうことから起こります。ですので、10時と15時のおやつは歓迎です。

ただ、大前提として、3食のごはんはしっかり食べられるようにおやつを食べましょう。そして、食べるおやつを「砂糖」と「油」でできているものでなくせばいいのです。

午後3時を過ぎて「ちょっと何か食べたいな」とコンビニに入るなら、チョコレートやクッキーではなくて、海藻スナックやヨーグルト、ナッツや甘栗がいいでしょう。バナナやみかんなどのフルーツもいいでしょう。

「もうちょっとしっかり食べたい」というときは不足しがちな野菜や海藻がとれるスープがおすすめ。

わかめにはむくみを予防するカリウム、不調全般の解消に役立つマグネシウム、便秘対策になる水溶性食物繊維が含まれています。それに、スープには水に溶け出して流れてしまう水溶性ビタミンも残っていますので、栄養補給に心強い存在です。

《コンビニで買うなら、この「ヘルシーおやつ」にする！》

・海藻スナック
・ドライフルーツ
・ナッツ
・甘栗
・スープ
・ヨーグルト
・チーズ
・バナナ

ぜひ、おやつはこれを心がけてください！

recipe

10

ストック食材でおいしい
缶詰を使った鯖味噌豆腐グラタン

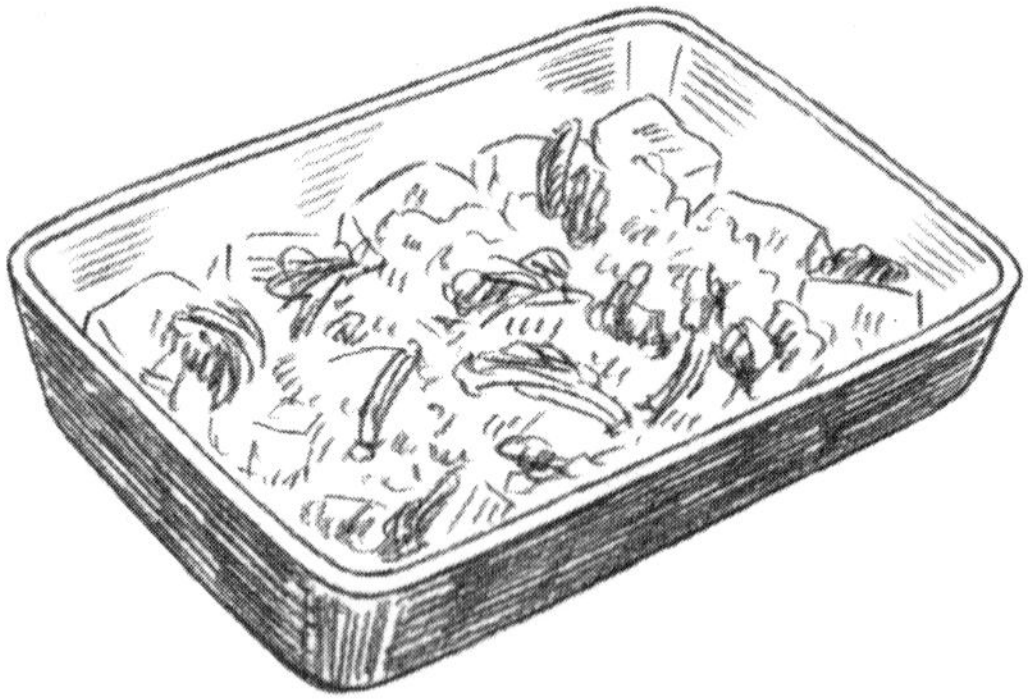

［ 材料 ］ 2人分

鯖缶（味噌味）……………………… 1缶
木綿豆腐……………………… 1/2丁
ほうれん草（冷凍のものでも可）2株
卵 ……………………………………1個
ピザ用チーズ ………… 大さじ3

［ 作りかた ］

1. 耐熱皿に鯖を汁ごとのせ、豆腐もスプーンですくってのせる。

2. **1**の上にほうれん草、卵、チーズをのせオーブントースターでチーズに焼き目がつくまで焼く。

recipe

11

便秘解消にも！
根菜ときのこの食べる味噌汁

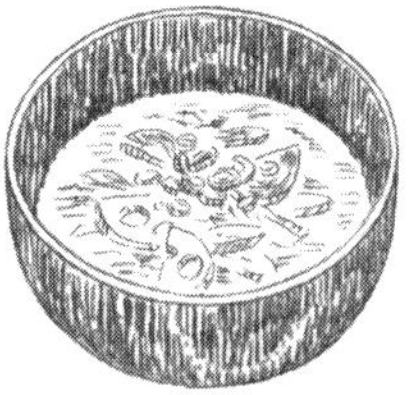

［材料］2人分

和風野菜ミックス（冷凍）……1/2袋（約200g）（れんこん、ごぼう、にんじん、たけのこ、しいたけ、いんげんなどが入っているもの）

ごま油……小さじ1/2

だし汁……400ml

味噌……大さじ2

ねぎ（あれば）……適量

［作りかた］

1. 鍋にごま油を入れて熱し、和風野菜ミックスをさっと炒める。
2. 全体に油が回ったら、だし汁を入れて、5分ほど煮込み、火を弱めて味噌を溶き入れ、ねぎを散らす。

タンパク質や鉄がとれ、
便秘にもいいマグネシウムも豊富！
切り干し大根と高野豆腐の煮物

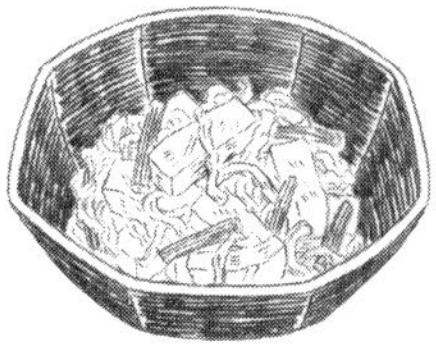

［材料］2人分

切り干し大根（乾燥）‥30g

高野豆腐（乾燥）……2枚

にんじん……1/4本

いんげん……4本

だし汁……200ml

みりん……大さじ1

しょうゆ……小さじ1

［作りかた］

1. 切り干し大根はもみ洗いし、水につけて戻す。戻ったらざく切りにする。高野豆腐も水につけ戻し（15分くらい）、食べやすい大きさに切る。にんじんは細切り、いんげんは斜めに半分に切る。
2. 鍋にだし汁を入れ沸かしみりん、しょうゆを入れ煮立ったら切り干し大根、高野豆腐、にんじんを入れ煮含める。汁気がなくなったらいんげんを加え、いんげんに火が通れば完成。

サプリメントを賢く使う

食事から栄養をとることは何よりも大切です。食事は、ただ「栄養の吸収」をすればいいわけではなく、たとえば体温上昇やホルモン分泌は、食べ物を体内に取り込んだり、よく噛んだりすることで起こります。サプリメントだけをとるような生活、またはサプリメントに頼るような食事はすぐ体に異常をきたします。

ただ、胃の調子や生活環境で、とりづらい栄養素があるのも事実。**サプリメントは胃が不調でも、腸から栄養を吸収することができるのが魅力です。**上手にサプリメントを活用しましょう。

ここでは、私もよく飲んでいる、女性が網羅しておくといいものをご紹介します。全部を毎日とるのではなく、食事やコンディションによって使い分けてください。

01 プロテイン

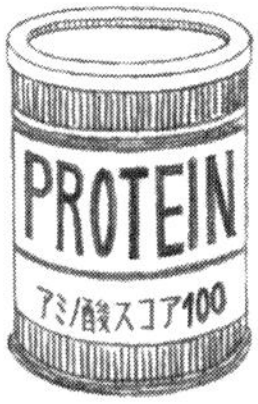

タンパク質は英語でプロテインといい、「まず第一に重要な」という意味です。わが家の基本は「大豆プロテイン」です。大豆に含まれる抗酸化物質も一緒にとれるからです。
ただ、毎日とり続けて大豆アレルギーになることを避けるために、無味無臭でより消化吸収率の高いアミノ酸も交互に活用しています。

02 マルチビタミン・ミネラル

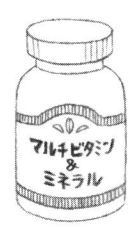

星の数ほどあるサプリメントの中で、女性の健康への効果が科学的に実証されているもののひとつです。ビタミンは、全部そろっていると最高の効果を発揮するチームプレーですので、サプリメントがサポートします。マルチビタミン・ミネラルからとれる鉄分や葉酸は、不妊症のリスクを下げることが分かっています。

03
ビタミンD

ビタミンDは、マルチビタミン・ミネラルに含まれていることもあります。日照時間やメラニン色素によって血中濃度が変わりますが、特にこのビタミンDは不足が目立ちます。妊活から授乳中のママと赤ちゃんの健康を助けてくれるビタミンでもあります。ビタミンD３と書いているものは「日に焼けたくない人」用です。ビタミンDのみだと、太陽を浴びてビタミンD３に変換しなければいけません。

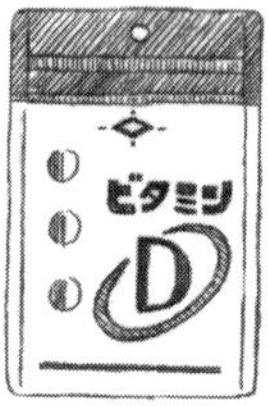

04
フィッシュオイル（オメガ３脂肪酸）

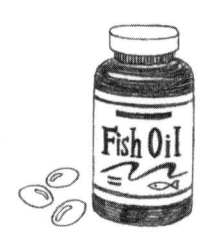

フィッシュオイルにはあまりあるメリットがあります。えごま油や亜麻仁油にも入ってはいますが、魚以外の食材からの体内での変換率には個人差があります。毎日魚を食べるのが難しい人は、フィッシュオイルも試してみてください。できるだけ色素が薄くて透明なものを選びましょう。それだけ不純物が少ないということです。

05

発酵菌エキス

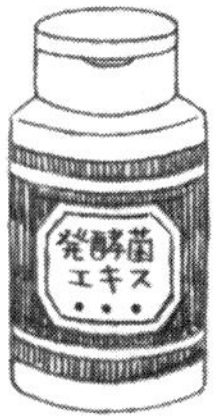

歳を重ねるとともに悪玉菌が増えがちな腸内環境ですが、食事からの栄養吸収率が低下しないよう、乳酸菌を多く含む発酵菌エキスは毎日摂取しています。

06

鉄分

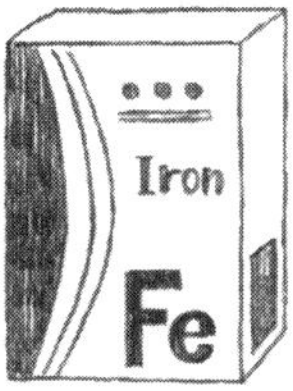

ほとんどの女性は鉄分が不足しているため、特に月経量が多い人や少食の人、将来妊娠を考えている人はとることをおすすめします。

07

ビタミン C

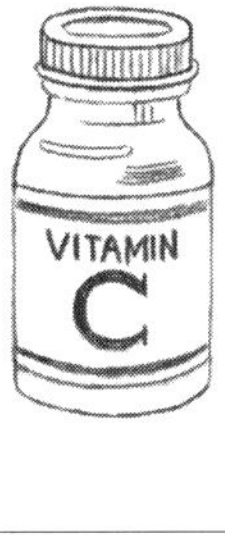

ストレスが多い時期や風邪を引いたかな？　と感じる時期におすすめ。特に、風邪は初期であれば、1000 ～ 3000 ミリグラムの摂取でなかったことにしてくれます。

[選ぶ基準]

サプリメントは、賢く選ばなくては残留農薬や重金属、添加物などの大量摂取につながりかねません。日本では薬事法との関連で、きちんとした研究結果が出ていても公開できないため、企業広告だけでは判断が難しいところ。ぜひ、以下を参考にしてよいものをお選びください。

01 GMPを取得しているかどうか

パッケージにGMPもしくは、cGMPの取得が書かれてあるかどうかを見てみましょう。これは、アメリカで取得が義務づけられているものです。欧州や香港など、品質チェックが厳しい国に流通していることもひとつの安心材料といえます。

02 加工技術について書いてあるか

多くの栄養素は水や熱に弱いです。色素が酸化によってくすんでいるものはやめましょう。加工技術については、技術のあるメーカーほど詳しくパッケージか資料に書いてあります。

03 添加物が少ないものを

パッケージの成分表は配合量の多いものから順に書いてあります。つまり、最初に栄養素の名前や食材の名前が書いてあり、最後に添加物が少しだけ書いてあるものを選ぶことが大切です。ほぼ添加物だったということのないようにしましょう。

〈 **出典リスト** 〉

・Will Conscious Marunouchi「まるのうち保健室」調査
© 2015 三菱地所株式会社・一般社団法人ラブテリ All Rights Reserved.
© 2014 三菱地所株式会社・一般社団法人ラブテリ All Rights Reserved.
・Dietary restriction improves repopulation but impairs lymphoid differentiation capacity of hematopoietic stem cells in early aging. Tang D et al. J Exp Med. 2016 Apr 4;213(4):535-53.
・https://www.ncbi.nlm.nih.gov/pmc/articles/PMC1552937/?page=1
・田辺解，久野譜也．サルコペニア肥満と運動．体育の科学．63:359-365,2013
・Persistent metabolic adaptation 6 years after "The Biggest Loser" competition. Fothergill E et al. Obesity (Silver Spring). 2016 Aug;24(8):1612-9.
・Energy and protein requirements. Report of a joint FAO/WHO/UNU Expert Consultation. World Health Organ Tech Rep Ser. 1985;724:1-206.
・Slow release dietary carbohydrate improves second meal tolerance. Jenkins DJ et al. Am J Clin Nutr. 1982 Jun;35(6):1339-46."
・Sasazuki, Shizuka, et al. "Body mass index and mortality from all causes and major causes in Japanese: results of a pooled analysis of 7 large-scale cohort studies." Journal of Epidemiology 21.6 (2011): 417-430.
・Korean J Pediatr. 2015 Aug; 58(8): 283–287. Published online 2015 Aug 21. doi: 10.3345/kjp.2015.58.8.283
・SCIENTIFIC REPORTS ¦ 5 : 8215 ¦ DOI: 10.1038/srep08215
・Gut. 1969 Jun; 10(6): 488–490.
・Science 25 Jun 1999: Vol. 284, Issue 5423, pp. 2177-2181 DOI: 10.1126/science.284.5423.2177
・Takahashi, Y., D. M. Kipnis, and W. H. Daughaday. "Growth hormone secretion during sleep." Journal of Clinical Investigation 47.9 (1968): 2079.
・Baird DD, Hill MC, Schectman JM, Hollis BW. 2013. Vitamin D and the risk of uterine fibroids. Epidemiology; 24(3):447-453.
・高橋康郎 , and Yasuro TAKAHASHI. "" 成長ホルモンの分泌リズム ."
" 臨床検査 30.8 (1986): 825-830."
・Shibata H et al : Nutrition and health 8 : 165, 1992
・Current Issue > vol. 102 no. 34 > Shigeki Shimba, 12071–12076, doi: 10.1073/pnas.0502383102
・What We Eat in America,NHANES 2011-2012
・Sasazuki, Shizuka, et al. "Body mass index and mortality from all causes and major causes in Japanese: results of a pooled analysis of 7 large-scale cohort studies." Journal of Epidemiology 21.6 (2011): 417-430.
・Miyauchi, M., C. Hirai, and H. Nakajima, The solar exposure time required for vitamin D3 synthesis in the human body estimated by numerical simulation and observation in Japan, Journal of Nutritional Science and Vitaminology, 59, 257-263, 2013.
・「女性の体温と恋愛に関する意識調査」株式会社マーシュ調べ
・「入浴剤に関するアンケート調査」インターワイヤード株式会社調べ
・『「腸内酵素力」で、ボケもがんも寄りつかない』（講談社＋α 新書）高畑宗明
・『妊娠しやすい食生活 ハーバード大学調査に基づく妊娠に近づく自然な方法』
日本経済新聞出版社 ジョージ・E・チャヴァロ、ウォルター・C・ウィレット、パトリック・J・スケレット

〈 **協力者** 〉

高畑宗明（農学博士）
宇野 薫・吉川恵美・鯉江純子・松島明日香・山根一恭・横尾美星・田淵泰奈・藍沢牧美・小室友香（Luvtelli Tokyo&NewYork）

［著者］

細川モモ

予防医療コンサルタント
社団法人Luvtelli Tokyo & NewYork.代表理事
2011〜2015 ミス・ユニバース・ジャパン ビューティーキャンプ講師

両親のガン闘病をきっかけに予防医学に関心をもち、渡米。International Nutrition Supplement Adviser.の資格を取得後、健康食品会社の開発部に所属。以後10年間を欧米の疾病予防リサーチと勉強に充て、09年に予防医療のプロフェッショナルチーム「Luvtelli（ラブテリ）Tokyo&NewYork」を日本とNYに発足。5年に渡り世界一の美女候補の身体づくりをサポートし、美と食と健康について分析を行う。11年より女子栄養大学・順天堂大学と共に「卵巣年齢共同研究PJ」「高崎妊婦栄養研究PJ」など、女性と次世代の健康と食にまつわる共同研究を複数手がけ、精力的に学会発表を行う。14年に三菱地所とともに働く女性の健康支援を目的とした「まるのうち保健室」をオープンし、日本初の「働き女子1,000名白書」を発表。数々の試みがNHK「クローズアップ現代」、日経新聞他に取り上げられる。厚生労働省による「データヘルス見本市2015」で“健康づくりのプロ”として登壇。

農林水産省「地域食文化活性マニュアル検討委員会」委員。著書『タニタとつくる美人の習慣』（講談社）『細川モモの美人食堂』（主婦の友社）など。マイナビウーマン他連載多数。

「食事」を知っているだけで人生を大きく守れる

2016年10月６日　第１刷発行
2017年８月７日　第５刷発行

著　者——— 細川モモ
発行所——— ダイヤモンド社
〒150-8409　東京都渋谷区神宮前6-12-17
http://www.diamond.co.jp/
電話／03･5778･7234（編集）　03･5778･7240（販売）

アートディレクション— 加藤京子（sidekick）
デザイン——— 我妻美幸（sidekick）
写真——— 田中慶
調理・スタイリング— 高山かづえ
イラスト——— カワナカユカリ
校正——— 小森里美
DTP ——— キャップス
製作進行——— ダイヤモンド・グラフィック社
印刷——— 勇進印刷（本文）・共栄メディア（カバー）
製本——— ブックアート
編集協力——— 鈴木円香
編集担当——— 中野亜海

ISBN 978-4-478-06916-5